Miquel Romero Obon

Nueva Estadística aplicada para el sector farmacéutico y afines

Miquel Romero Obon

Nueva Estadística aplicada para el sector farmacéutico y afines

Técnicas al servicio de la mejora continua de la Calidad, Productividad, Medio Ambiente y más...

Editorial Académica Española

Imprint
Any brand names and product names mentioned in this book are subject to trademark, brand or patent protection and are trademarks or registered trademarks of their respective holders. The use of brand names, product names, common names, trade names, product descriptions etc. even without a particular marking in this work is in no way to be construed to mean that such names may be regarded as unrestricted in respect of trademark and brand protection legislation and could thus be used by anyone.

Cover image: www.ingimage.com

Publisher:
Editorial Académica Española
is a trademark of
International Book Market Service Ltd., member of OmniScriptum Publishing Group
17 Meldrum Street, Beau Bassin 71504, Mauritius

Printed at: see last page
ISBN: 978-620-0-39607-5

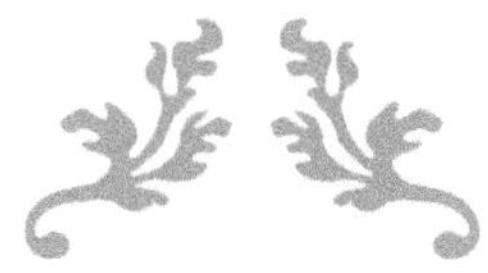

NUEVA ESTADÍSTICA PRÁCTICA APLICADA AL SECTOR QUÍMICO-FARMACÉUTICO Y AFINES

Miquel Romero Obón

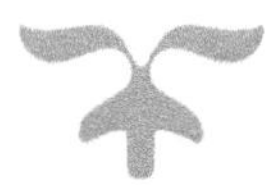

Indice

Preámbulo

Este libro es una compilación de mis artículos publicados entre 2017 y 2020 en Barcelona, Madrid y Lima, sobre modernas soluciones estadísticas concretas aplicables a situaciones ordinarias en el sector químico-farmacéutico y afines.

Pretende ser un estímulo para la práctica de la Estadística con orientación pragmática y cubrir huecos de conocimiento propios de progresos normativo y académicos generalmente no suficientemente acompasados.

En este libro encontrarás aplicaciones de la Estadística que se alejan del uso convencional y proponen nuevos usos con sólido soporte científico y matemático.

Si la lectura de este libro despierta en tí simpatía por la Estadística o encuentras soluciones a problemas pendientes de resolver, hemos ganado ambos la partida.

Muchas gracias por tu lectura.

Miquel Romero Obón

Estadística, atractiva e indispensable

Este primer capítulo trata la evolución de la Estadística y su aplicación a través del tiempo y cómo de indispensable se ha convertido en los últimos años generando una necesidad tal en el mercado laboral que los expertos en esta disciplina se perciben ahora como los profesionales de mayor atractivo tanto en la actualidad como para los próximas inmediatas décadas.

La Estadística se ha convertido en la disciplina de mayor atractivo, *the sexiest job in the 21st century*, según diversas publicaciones emitidas por la Universidad de Harvard o la propia Food and Drug Administration americana. Hal Varian, Chief Economist de Google, citó también *"I keep saying the sexy job in the next 10 years will be statisticians ...as engineers were in the 1990's"*[1]). Conozcamos algunos elementos históricos, cómo han evolucionado y la tendencia para los próximos años.

El tratamiento de datos no es una nueva disciplina como demuestran numerosos documentos de la antigüedad griega y egipcia o los *fogatges* realizados en la Cataluña medieval para el recuento de la población y control tributario. La mayor parte de los métodos estadísticos fueron desarrollados hace siglos, especialmente en el XIX y XX. No obstante, la dificultad de cálculo percibida en el momento llevó a trabajar versiones simplificadas de dichos métodos o incluso a limitar su aplicación hasta la aparición de los ordenadores. La disponibilidad de ordenadores para la población media creció enormemente a finales del siglo XX, especialmente tras la salida en los 80 del *Personal Computer* lanzado por IBM. La recuperación de métodos estadísticos conocidos anteriormente pero sin o muy baja posibilidad de aplicación práctica, llevó a su crecimiento y difusión, así como al nacimiento de nuevas aplicaciones anteriormente entendidas como más próximas a la ciencia ficción que a la realidad industrial y social de hoy.

Paralelamente a estos hechos, las disciplinas académicas evolucionaron también lentamente en dos aspectos. Por un lado, no han existido estudios universitarios especializados en las Ciencias Estadísticas hasta hace unos 20 años. Estados Unidos estuvo entre los primeros paises en disponer de carrera universitaria, de hecho dos con entidad propia (Métodos Estadísticos e Investigación Operativa). Europa y Sudamérica tardan unos años más en sumarse y aún hay paises en los que no es posible cursar estudios reglados en esta disciplina.

Por otra parte los profesionales actuales, universitarios de planes de estudios de Farmacia, Química, Biología, etc. mayoritariamente diseñados en las décadas 1970-1990, no dispusieron de formación avanzada en

Estadística, sino únicamente de cierta orientación a las bases de los métodos tradicionales. Sólamente especializaciones consideradas como post-grado o doctorados contaron con una formación algo más avanzada en este campo, siempre sin licenciados en Ciencias Estadisticas como docentes al no estar aún disponibles.

En las últimas décadas se ha contado pues con recursos técnicos favorables para la evolución del conocimiento basado en el tratamiento de datos, pero todavía con base académica pobre. Otro de los facilitadores tecnológicos en el impulso de la Estadística han sido los softwares especializados. Programas como Statgraphics, SAS, S-Plus, SPSS o Minitab, entre otros, originalmente con contenido orientado únicamente al modelo lineal y escaso tratamiento gráfico, crecen rápidamente al llegar finales de los 90.

Volviendo al aspecto de la evolución técnica, no solo acercó los ordenadores a las personas, también ha permitido mayor rápidez de cálculo, gran capacidad de almacenamiento y posibilidad de observación automática como soporte a la toma de decisiones. Precisamente la gran capacidad de almacenamiento, cuyo tamaño se estimó en 2,5 Exabytes al día en 2012 y se duplica cada 40 meses, ha permitido a su vez que cualquier dispositivo genere autónomamente datos que pueden autoguardarse para luego ser procesados manual o automáticamente para generar información que posteriormente pueda convertise en conocimiento (*Internet of Things*).

No ha sido hasta la publicación de *guidelines* internacionales (p.e. ICH Q8, *Quality by Design*) o incluso normas de carácter obligatorio (p.e. la aún reciente incorporación de los preceptos de la ICH Q10 en el capítulo 1 de las EU GMPs que demanda la confirmación del estado de control o la nueva visión de la FDA en el ámbito de la validación, por citar un par de referencias) que se ha percibido como necesidad disponer de conocimiento avanzado en Estadística. Agencias gubernamentales para la salud pública como la FDA están pidiendo a la Industria que dispongan de puestos especialistas en el tratamiento de los datos hasta el punto de que próximamente podría llegar a ser obligatorio tener este tipo de profesionales entre el personal de las empresas.

La coincidencia de la demanda creciente en profesionales expertos en Estadística y el bajo punto de partida resultante de la historia resumida anteriormente, generan una situación de gran afinidad por captar dichos profesionales. Adicionalmente, nuevas técnicas basadas en la explotación masiva de grandes cantidades de datos están generando también necesidad de captar estadísticos en otros sectores. Este hecho hace aún más visible la afinidad por captar este tipo de profesional con independencia del sector empresarial. Diversas publicaciones afirman ya *the shortage of data scientists is becoming a serious constraint in some sectors* [2]. De hecho, numeroso estudios identifican un mayor crecimiento económico en los paises en los que el tratamiento de datos está mejor asentado, como herramienta indispensable para la obtención de conocimiento en la investigación.

En la actualidad este tipo de profesional está siendo el mejor pagado con remuneraciones medias entorno a 123.000 $ [5], llegando hasta a los 250.000$ anuales [4] y desbancando a los programadores de SAP e Ingenieros Industriales cuyas remuneraciones habían sido las superiores en los últimos años. El incremento salarial de los especialistas en tratamiento de datos ha sido en 2105 del 14% para el personal junio y el 8% para el senior. Sólo en Estados Unidos se valora la necesidad para 2018 entre 140.000 y 190.000 estadísticos [3].

La evolución en la obtención de conocimiento será clave como elemento competitivo entre compañías e incluso obligatorio en algunos sectores como los relacionados con el cuidado y salud pública. La demanda de estadísticos supera ya la oferta mundialmente y la previsión para los próximos años muestra una tendencia claramente alcista que confirma que efectivamente **la Estadística es la profesión más sexy actualmente y en los inmediatos próximos años.**

[1] Hal Varian. **The McKinsey Quarterly.** www.mckinsey.com
[2] Thomas H. Davenport. **Data Scientist: the sexiest job of the 21st century.** Harvard Business Review, www.hbr.org
[3] Colin Strong. **Are Dta Scientists earning their salaries?** www.wired.com
[4] Linda Burtch. **The Burtch Works Study.** Salaries of Data Scientists. www.burtchworks.com
[5] Matt Asay. **Why Data Scientist get paid so much.** www.readwrite.com

Aplicación racional de las Nelson Rules en el Control Estadístico del Proceso

Las reglas de Nelson fueron un excelente soporte para los gráficos de control de Shewhart. Sin embargo, los patrones dados no son los óptimos a emplear, ni se dió idea de priorización o importancia en su uso. Este artículo complementa el trabajo de Nelson para su empleo más preciso.

¿Qué es el SPC y las Nelson Rules?

El Control Estadístico del Proceso (SPC) es un conjunto de técnicas ampliamente extendido y empleado en prácticamente todos los sectores industriales. Su finalidad es el monitoraje interventivo, es decir observación y (re)conducción potencialmente requerida para mantener la variabilidad bajo control produciendo productos acordes a las especificaciones previstas, con el menor riesgo posible de no conformidad.

Desde su planteamiento original por Shewhart en la década de 1920, han llegado aportaciones complementarias como fueron las reglas de Nelson, publicadas en el *Journal of Quality Technology* en 1984. Dichas reglas aplicadas a los gráficos de Shewhart refuerzan la observación de la situación de control de un proceso. Consisten en identificar una serie de patrones cuya ocurrencia se asimila a inestabilidad, deriva o ambos simultáneamente.

Las reglas o patrones originalmente identificados son los 8 siguientes:

Reglas de Nelson originales

- 1 punto se desvía del valor central en ≥ 3 veces σ
- 9 puntos consecutivos al mismo lado de la media
- 6 puntos consecutivos continuamente creciendo o decreciendo
- 14 puntos seguidos alternando arriba y abajo
- 2 puntos dentro de 3 consecutivos se desvían ≥ 2σ
- 4 puntos de 5 consecutivos alejados en ≥ 1σ
- 15 puntos consecutivos dentro del espacio ±1σ
- 8 puntos consecutivos a ambos lados de la línea central alejados más allá de 1σ en ambos sentidos

Adicionalmente a estas, otras propuestas publicadas posteriormente por diversos autores se han ido incorporando a la "caja de herramientas". Sin embargo, recuperando la lógica original planteada por Nelson, los patrones empleados deben ocurrir solo excepcionalmente, de tal modo que cuanto más inesperados resultan, deben requerir mayor atención porque la situación de fuera de control es más plausible. Retomemos pues esta lógica y calculemos la probabilidad de ocurrencia de cada patrón asumiendo la condición de que el proceso está bajo control. Una vez se dispone de dicha probabilidad, los patrones pueden ordenarse de mayor a menor sensibilidad (equivalentemente, de menor a mayor probabilidad). El resultado obtenido demuestra que no todas las reglas son igualmente adecuadas, por lo que se recomienda emplear las siguientes.

Reglas recomendadas

- 7 puntos consecutivos sin ningún valor en el rango ±1σ (p=0,03%)
- 2 puntos consecutivos por encima o debajo de 2σ (p=0,06%)
- *2 puntos de 3 consecutivos por encima o debajo de 2σ (p=0,19%)*
- *9 puntos consecutivos del mismo lado de la media (p=0,20%)*
- *1 punto por encima o debajo de 3σ (p=0,30%)*
- 8 puntos consecutivos del mismo lado de la media (p=0,39%)

Las reglas en cursiva son las únicas contempladas en las 8 reglas originales de Nelson

El uso indiscriminado de más reglas conlleva falsos positivos que conducen a reconduciones innecesarias del proceso, consciencia errónea sobre la necesidad de retoques contínuos, pérdida de tiempo y mayor coste por sobrecontrol innecesario con la intención de verificar que los retoques fueron efectivos.

Premisas indispensables a chequear previamente

Adicionalmente a lo expuesto es relevante confirmar las siguientes premisas, sin las cuales no tiene sentido la aplicación de gráficos de control de Shewhart y reglas de Nelson.

- La variable que se mide debe distribuirse gaussianamente, en caso contrario los patrones de observación son sencillamente otros y no los mencionados.
- La estabilidad y capacidad del proceso deben haber sido verificadas anteriormente. El control en proceso debe entenderse como herramienta confirmatoria, de verificación de lo anterior mientras se fabrica.

Conclusión

El SPC y Nelson Rules son excelentes herramientas de monitorización, pero su uso incorrecto puede causar inadvertidamente rechazos, reconducciones innecesarias, pérdidas de tiempo y sobrecontrol innecesario. El empleo de las reglas recomendadas reduce drásticamente el riesgo de falsos positivos y los efectos negativos mencionados.

Ampliando el concepto de Capacidad del Proceso

Este artículo profundiza más allá del concepto tradicional de la Capacidad del Proceso y trata de corregir errores comunes en los cálculos e interpretación.

La Capacidad del Proceso no es otra cosa que una medida de la variabilidad natural del mismo, dado que es una función que depende únicamente de dicha variabilidad, generalmente medida por la desviación estándar. Se muestra especialmente útil cuando se relaciona con una especificación, de modo que da un índice adimensional que indica cuantas veces es mayor la especificación que un intervalo dado, convencionalmente 6σ. Así pues, capacidades mayores que 1 son indicativas de una variabilidad adecuada al rango especificado; menores que 1, obviamente muestran la situación contraria.

Una de las premisas indispensable para el cálculo de la capacidad del proceso es la estabilidad del mismo. **Sólo debemos calcular la capacidad ante procesos estables, no tiene sentido alguno aventurarse a realizar cálculos e interpretar los resultados cuando la variabilidad no es debida a causas ordinarias.** En el caso de que exista variabilidad debida a causas extraordinarias, no conocidas y fuera de control, el cálculo de la capacidad no es otra cosa que una instantánea, una foto del momento sin ningún valor informativo ni predictivo.

¿Cómo observar si el proceso es estable? Será estable si la variabilidad medida en distintos momentos en el tiempo es de la misma magnitud y el promedio no muestra derivas ni estacionalidades. La variabilidad estable puede evaluarse más objetivamente mediante los tests de Bartlett, Levene o Bonferroni. Resumidamente, evaluando el p-valor resultante de unos o varios de los tests citados frente al nivel de significación predifinido (convencionalmente $\alpha=0{,}05$). Para la estabilidad de la media pueden emplearse métodos como las *Nelson Rules* comentadas en el capítulo anterior.

Regresando a la definición dada anteriormente, ¿por qué hago uso de las expresiones "generalmente" y "convencionalmente"? La razón es sencilla. Cuando los datos se distribuyen **gaussianamente**, la medida de variabilidad empleada es la desviación estándar (σ) y la referencia a comparar con la especificación es 6 veces su valor de σ. Dicho de otro modo, el índice de capacidad es el ratio entre el rango especificado (límite superior menos límite inferior) y el rango 6σ que comprende el 99,7% de los datos siempre que la variable siga realmente una distribución normal.

Por tanto, la indicación Cp=1 informa que el rango 6σ tiene la misma anchura que el rango de la especificación.

Habiendo dicho esto, la pregunta que nos viene a la cabeza es "entonces, **¿qué pasa si mis datos no son gaussianos?". Sencillamente, Cp calculada de este modo no sirve.** La razón es que sólo bajo la premisa de normalidad el rango 6σ contiene el 99,7% de los datos. Si los datos se distribuyen de otro modo, ese porcentaje empleado como referencia cambia y no podemos emplear el resultado de forma equiparable.

¿Esto equivale a decir que sólo podemos calcular la capacidad del proceso si este presenta resultados con distribución normal? No. Contrariamente a lo publicado frecuentemente (erróneamente), la capacidad puede calcularse si se conoce la distribución de los datos y se tiene confianza en que siempre se presentan del mismo modo. El modo de hacerlo no es mucho más complicado, se trata de calcular el mismo ratio entre el margen de la especificación y aquel que contiene el 99,7% de los datos. Este segundo dato se obtiene de tablas de distribución estadística, de las funciones de distribución estadística de MS Excel o empleando directamente un software estadístico especializado como Minitab, S-Plus o SPSS.

Una vez obtenido el resultado, el índice de capacidad se interpreta del mismo modo que la versión gaussiana, independientemente de la distribución estadística que siguen mis datos.

Visto el impacto que tiene la forma en que los datos se distribuyen, vayamos un poco más allá con el concepto de capacidad para maximizar la utilidad de este índice. Veremos seguidamente los conceptos **centralidad** y **riesgo**.

Cp no da información respecto a la centralidad, es decir cuan cerca está el valor medio del target previsto, generalmente en el centro de la especificación. Para completar la información se emplea el concepto de **Capacidad Lateral** (Cpk). Este segundo índice obedece al menor de los resultados de las operaciones siguientes, donde LES es el límite de la especificación superior; LEI, el límite de especificación inferior; μ, es el target o centro de la especificación; y σ es la desviación estándar.

$$Cpk = Menor\ valor\ entre\ Cpu\ y\ Cpl$$

$$Cpu = \frac{LES - \mu}{3\sigma}$$

$$Cpl = \frac{\mu - LEI}{3\sigma}$$

Una vez conocidos Cp y Cpk, puede diagnosticarse si un proceso es capaz. Para ello, partiendo de la premisa citada de estabilidad, debe mostrarse capaz y centrado a la vez. La siguiente tabla resume las situaciones posibles y su interpretación.

Cp	Cpk	Interpretación	Medidas a tomar
<1	No se interpreta	Proceso no capaz	Reducción de la variabilidad
>1	<1	Proceso descentrado, potencialmente capaz	Requiere centrar el proceso
>1	>1	Proceso capaz y centrado	Situación correcta. Proceso bajo control y con bajo riesgo de no conformidad

Nota: la referencia tomada en la tabla como límite (es decir "1") equivale al concepto expresado anteriormente de ±3σ o intervalo del 99,7%. Es el criterio más extendido y especialmente empleado en el sector farmacéutico. No obstante, son aplicables otros criterios límite como 1,33 (equivale a ±4σ) o 1,45 (equivale a ±5σ). Estos criterios más exigentes suelen ser empleados en procesos "aguas arriba" cuando la variabilidad del producto final es fruto de la acumulación de procesos anteriores. También es corriente su empleo en la calificación de equipos para producción bajo el concepto de no consumir por la máquina toda la variabilidad permitida en el producto final, sino exigir mayor capacidad al equipo para permitir cierta variabilidad inherente al producto y que el proceso global pueda mostrarse capaz.

Anteriormente citamos el concepto de riesgo como complemento esencial a la información dada por los índices de capacidad. **El riesgo de no conformidad es función de Cpk**, es decir sólo depende de este índice y puede estimarse directamente cuando Cpk es conocido. Su cálculo depende de la distribución de los datos. Para el caso gaussiano, se obtiene al determinar el área bajo la curva de una distribución normal y reducida (de media cero y desviación estándar 1) para el valor 3·Cpk. Este cálculo puede hacerse con MS Excel mediante la fórmula "=1-DISTR.NORM.ESTAND.N(3·Cpk;1)" o bien empleando un software estadístico especializado.

El valor de riesgo obtenido debe entenderse como la probabilidad de obtener lotes no conformes en caso de mantenerse el proceso tal como ha sido observado ahora. Este dato resulta altamente convincente expresado en euros. Una vez se conoce el número de lotes más probable de ser rechazados a corto-medio plazo, puede evaluarse el caso bajo el prisma económico con suma facilidad y obtener el apoyo necesario de la convencida alta dirección de la empresa para mejorar el proceso.

Y ¿qué decir del tamaño muestral? El número de valores es quizás el tópico más comentado pero peor tratado. Obviamente es crucial que obedezca a un mínimo que garantice la correcta estimación de índices con los que tomaremos decisiones. **No es cierto que haya un número mágico a partir de cual podemos fiarnos**. El número de valores requerido depende de la variabilidad del proceso. Mayor muestra cuando el proceso es más variable, menor muestra cuando su variabilidad es baja.

¿Cómo podemos salir de dudas en este aspecto? Mediante el uso del **intervalo de confianza de Cp y Cpk** en lugar de sus estimaciones puntuales. Para un IC95% del Cpk que resulta en 1,2-1,8 no hay duda alguna que estamos por encima de 1,0. Incluso la comparación del Cpk anterior con el actual será mejor evaluado comparando ambos intervalos que sólo con sus estimaciones puntuales. Cuando se encuentren solapados, diremos que el proceso no ha sufrido cambios y mantiene la variabilidad, por ende la misma capacidad. Con las estimaciones puntuales podemos tender a evaluar que proceso ha mejorado o ha empeorado sin ser cierto. Estas consideraciones son especialmente relevantes en la comprobación de la eficacia de cambios o medidas correctoras.

Resumiendo...

- No estimar la capacidad de un proceso que no es estable
- Calcular la capacidad únicamente tras conocer la distribución de los datos. No emplear la fórmula estándar (caso gaussiano) indiscriminadamente para cualquier caso, puesto que se puede sub o sobreestimar la capacidad del proceso y llevarnos a tomas de decisión inadecuadas.
- Evaluar capacidad y riesgo de forma conjunta.
- Tener en cuenta el intervalo de confianza para la capacidad en caso de no estar seguro de si el tamaño muestral fue suficientemente grande.
- Emplear dichos índices con sus intervalos de confianza antes y después de cambios o medidas correctoras para medir objetivamente su efectividad.

En Estadística, el tamaño importa hasta que deja de hacerlo: Small & Big Data

El correcto tamaño muestral es un asunto tan simple como poco considerado en todo tratamiento de datos, bien sea con finalidad de estimación, descripción, preparación, filtrado de datos o cualquier otro. Toda conclusión posterior va a depender mucho de él al ser un aspecto de gran influencia en la precisión y significación estadística. La irrupción del Big Data puede llevarnos a confiar erróneamente en las conclusiones por el solo hecho de haber tratado con un tamaño muestral grande

Small Data

Este término no ha existido hasta que no se ha necesitado un concepto antagónico para el Big Data. De hecho, la totalidad de estudios estadísticos realizados hasta hace unos años, recae en esta clasificación. No es otro concepto que el de conjuntos de datos relativamente pequeños.

Bien, ¿cómo de pequeños? Cualquier estimación de la popular n de todos los estudios estadísticos se basa en cálculos, bien frecuentistas o bayesianos, que ofrecen números bajos. Incluso las n de grandes estudios sociológicos o clínicos con decenas de miles de individuos, son cantidades pequeñas al lado del concepto Big Data.

Dicha n no crece proporcionalmente a la precisión para una significación estadística determinada, sino que lo hace exponencialmente con acercamiento asintótico al error cercano a cero. Pero, ¿es realmente n la única responsable de la credibilidad del estudio? Obviamente no, **un tamaño muestral adecuado es una condición necesaria pero no suficiente**. El planteamiento y diseño del estudio, así como de la técnica/s estadística/s para procesar los datos, tienen gran influencia en las conclusiones de la investigación. Por lo tanto, no debemos caer en el error de considerar que los estudios con n muy grande tienen mayor credibilidad únicamente por haber considerado un tamaño muestral elevado. Errores como emplear métodos parámetricos sobre datos no normales, con heterocedasticidad (variabilidad no estable) o autocorrelacionados, no tener en cuenta la sobreparametrización en los modelos, y sobre todo, **confundir correlación con causalidad**, pueden conducir a aseveraciones incorrectas bajo un supuesto fundamento estadístico sólido.

Big Data

El crecimiento tecnológico ha favorecido el desmesurado aumento de datos hasta llegar a tamaños en los que la capacidad de captura y tratamiento superan la capacidad de medios estándar, como ordenadores y software comunes. La imprenta de Gutenberg multiplicó por 500 la capacidad de almacenamiento de información de las tablillas de barro de los sumerios (aprox. 1 dato por pulgada cúbica). Recientemente, se ha valorado que los semiconductores nos permiten almacenar $1{,}25 \cdot 10^{11}$ bytes por pulgada cúbica.

Necesidades como los censos poblacionales de grandes países llevaron, ya a finales del siglo XIX, a planteamientos de cómo gestionar en un futuro próximo tales cantidades de datos. Se estima que de mantener los métodos existentes hasta entonces, países como los Estados Unidos habrían necesitado 10 años para la gestión de su censo poblacional. Entonces fue la tabuladora de Hollerith (1881) la que permitió capturar y tratar esa gran cantidad de datos, poco después esta misma persona fundó IBM.

Otro de los fenómenos que favoreció la creación de nuevos métodos fue el crecimiento de las bibliotecas ante el rápido incremento de la demanda de nuevas publicaciones e investigaciones. Ya en 1941 se habló de la "explosión de la información" en el periódico Lawton Constitution con referencia a este fenómeno y posteriormente (1944), Fremont Rider calculaba que el tamaño de las bibliotecas crecía el doble cada 16 años. En 1948, Claude Shannon publicó la Teoría Matemática de la Comunicación, estableciendo un marco de trabajo que posibilitó en los posteriores años que el volumen de los datos fuera muy inferior al que tendríamos sin sus teorías. En 1956 se sumó a todo esto el concepto de memoria virtual desarrollado por Fritz-Rudolf Güntsch, tratando el almacenamiento finito como infinito. La necesidad de tener soluciones organizativas sólidas volvió a ser objeto de atención al comprobar en la década de 1960 que la velocidad de crecimiento pasó a un factor de 10 cada 50 años, principalmente al descubrir nuevas formas de captura de datos, en especial las procedentes de los sistemas de reconocimiento de voz. En ese momento llegan a la industria los sistemas de computación centralizados para la contabilización de los stocks y a partir de 1970, las bases de datos relacionales. La generación de datos seguía creciendo llevándonos al enunciado de la primera ley de Parkinson (1980) simplificada bajo el concepto "los datos se expanden hasta llenar el espacio disponible". En 1989 nace el concepto de Inteligencia Empresarial, ya mencionado en 1958 por Hans Peter Luhn pero aún no desarrollado, pero sin duda, el fenómeno que marca un hito clave es la explosión de la World Wide Web en la década de los 90 y el crecimiento de la potencia informática con procesadores mucho más veloces.

En 1997 el término Big Data es empleado por primera vez por la NASA, entendido entonces como un problema, al desconocerse cómo guardar todo lo que se generaba y de qué forma podría procesarse, ya que las estimaciones mostraban que un 80% de los datos guardados jamás serían consultados por nadie. El crecimiento siguió adelante, en 1999 se cuantificó en 1,5 exabytes (1 EB = 10^{18} bytes) la información mundial. La aparición de *Internet of Things* en 1999 con el uso de dispositivos RFID para trazabilidad en la cadena de suministro vuelve a explosionar un nuevo crecimiento de los datos y no se tarda en crear el concepto de Software como Servicio (SaaS) que llegará a duplicarse en menos de 10 años. En 2006, Big Data pasa de ser explotado por empresas a serlo además por usuarios individuales con herramientas abiertas y gratuitas como Hadoop, lo cual vuelve a impulsar el crecimiento de los datos de forma que cada 18 meses se duplica y llegamos al zettabyte (10^{21} bytes) como unidad de medida para referirnos a toda esa gran cantidad de almacenamiento.

¿Es toda esta "magia" la panacea del conocimiento?

Llegado este punto, se considera que el *Big Data Computing* es una nueva revolución que desbanca el método científico clásico y universaliza su utilización. La cantidad de datos es tan grande que la significación estadística debe de ser enorme, así como la capacidad de extraer y deducir información. Entendamos todo ello con cautela y sin precipitación.

Dato no es equivalente a información, sino que requiere depuración, clasificación, estructuración, contextualización e interpertación para que pueda transformarse en información. Por otro lado, **información no equivale a conocimiento**, requiere también procesamiento y de nuevo contextualización e interpretación por especialistas.

El uso indiscriminado de los datos con disciplina descuidada presenta un elevado riesgo de capturar falso conocimiento. Los motores de búsqueda y minería de datos tratan de encontrar relaciones entre millones de variables y los encuentran. Dichas relaciones no tienen porque ser causales, de hecho mayoritariamente no lo serán, habremos encontrado correlaciones que muestran **relaciones espurias**. Cuando dichas correlaciones se refieren a variables de difícil interpetación o responden a algo que deseamos encontrar (aunque no necesariamente cierto), existe el riesgo de emplearlas junto a su p-valor como pase VIP para la publicación (pseudo)científica y contaminar la comunidad con conocimiento débil o incluso falso.

¿Son fiables las conclusiones basadas en la "pesca automática" de correlaciones?

El entorno observacional está afectado de efectos como la confusión, interacción y regresión a la media que, de pasar inadvertidos, nos conducen a conclusiones que pueden no ser ciertas. Adicionalmente, la interpretación de causalidad en una correlación, por alta que sea, no tiene ningún valor si no hay un entorno científico que plantea previamente una hipótesis y no es otra cosa que confirmación de la misma lo que buscamos entre esa ingente cantidad de datos. Incluso el editor de la célebre revista tecnológica *Wired* publicaba en 2008 "no hay necesidad semántica o de análisis causal. La correlación es suficiente. Podemos introducir los números en el mayor conjunto de ordenadores del mundo y los algoritmos encontrarán patrones donde la ciencia no puede". No tengo palabras publicables para calificar tan errónea y grave afirmación.

Demos un poco de explicación técnica. Si entendemos un conjunto de datos como serie temporal ordenada, podemos reinterpretarla también como una serie de ascensos y descensos respecto a cada valor. Esta conversión semicualitativa de una sucesión de datos ayuda a comprender cómo pueden darse correlaciones espurias. Sólo se requiere que otra serie de datos coincida con el mismo orden de ascensos y descensos. Así, para un estudio con datos de 10 años tenemos $2^9=512$ posibles secuencias. Tomando al azar dos secuencias podrán correlacionarse positiva o negativamente con una probabilidad 2/512. En cuanto dispongamos de un número alto de variables, el número de parejas será suficientemente alto (por ejemplo, para 23 variables C(2,23)=253 parejas) para que alguna de ellas cumpla o sobrepase la frecuencia de 2/512. En ese momento aparecerán sorprendentes relaciones de alta correlación, unas descartables a simple vista, otras aceptadas por soportar el deseo que originó el estudio y/o por dificultad de interpretación de las variables emparejadas.

Para ilustrar este hecho, es recomendable echar una ojeada a la divertida web sobre correlaciones espurias calculadadas automáticamente a partir de grandes bases de datos públicas (www.tylervigen.com). Por citar algunas, el número de suicidios y el gasto en ciencia espacial en US tienen muy elevada correlación durante un periodo de 10 años de estudio, así como también el número de muertos por ahogo en piscinas y cuántas películas rodó Nicolas Cage entre 1999 y 2009 o el consumo de margarina y el ratio de divorcios en Maine.

Aunque de menor diversión, resultan de gran interés y apoyo de lo mencionado en las líneas anteriores las siguientes publicaciones:

- John P.A. Ioannidis. **Why most published research findings are false**. PloS Medicine, 2005 (www.ncbi.nlm.nih.gov)
- Steven Novella. **0,05 or 0,005? P-value wars continue**. Science-Based Medicine, 2017 (www.sciencebasedmedicine.org)
- Ben Locwin. **Big Data vs Small Data: what's the proper prescription for you?** Bioprocess Online, 2017 (www.bioprocessonline.com)

Conclusión

El tamaño muestral es relevante en el ámbito de Small Data, donde mayor n conlleva menor error y buen nivel de significación estadística. Una vez superadas las fronteras del Small Data, n deja de tener relavancia, por más que se incremente no aporta mayor solidez a las conclusiones que puedan derivarse. En ningún caso, el tamaño muestral es garantía de solidez de las conclusiones, sino condición necesaria para que subsiguientes estudios puedan apoyarse firmemente.

Simulación Estocástica para la Verificación del Diseño del Proceso

El concepto moderno de validación contempla la cualificación del diseño, la validación del *performance* y la monitorización continua ¿cómo podemos hacer la verificación del diseño del proceso? En este capítulo encontrarás la respuesta

Modelar un proceso, es decir obtener ecuaciones que describen con aproximación conocida las "leyes naturales que lo rigen", sirve para mucho más que aplicar *Quality by Design*. El valioso conocimiento obtenido durante el desarrollo puede extenderse a usos como la optimización del proceso en su sentido más amplio (calidad, ahorro energético, menor tiempo, respeto con el medio ambiente, entre otros) o incluso para aplicar un nuevo concepto aun no suficientemente explotado: la verificación del diseño del proceso. Este artículo trata precisamente el segundo concepto, conservando el de la optimización para el capítulo referido a la Excelencia Operacional por Diseño.

Verificación del diseño del proceso

Al modernizar el concepto de validación, dejando atrás los estudios retrospectivos y planteando una cualificación previa antes de la ejecución de la validación formal propiamente dicha, se abren escenarios no planteados hasta ahora. Principalmente ¿cómo verificar que diseñamos adecuadamente el proceso antes de ir a su validación?

El concepto de verificación del diseño se encuentra también en la denominada Medical Device V&V o verificación y validación del diseño del dispositivo. Surge de la necesidad identificada en la CFR 820.30 título 21 Design Controls y plantea el requerimiento formal de demostrar que los outputs del diseño cumplen lo esperado por los inputs del mismo (design verification: el producto ha sido diseñado para cumplir las especificaciones) a la vez que la funcionalidad del producto satisface los requerimientos originales de médicos y pacientes (design validation: hemos diseño el producto que queríamos).

Simulación Estocástica

Se entiende por **simulación** la reproducción ficticia de una realidad mediante un artefacto contextual basado en modelos estadísticos. En cuanto al adjetivo **estocástico**, se refiere a que incorpora la variabilidad propia de los inputs del proceso, incluyendo la de los sistemas de medida, para ofrecer una expresión de los outputs o variables explicativas (como son los Critical Quality Attributes -CQA-) también caracterizados por sus distribuciones y estadísticos suficientes.

Este concepto es opuesto a **determinista**, aquél que no contempla variabilidad alguna y ofrece resultados exactos y repetibles por más que repliquemos el mismo conjunto de inputs. Bajo este concepto están los principios de la física, química y otras disciplinas aprendidos en todo entorno académico científico: la 2ª ley de Newton ($F=m.a$), los principios de la cinemática (como el movimiento uniformemente acelerado $x=\frac{1}{2}a \cdot t^2 + v_0 \cdot t + x_0$), el movimiento armónico simple ($x=A \cdot \cos(\omega \cdot t + \Phi)$), el principio de conservación de la energía, etc..., por citar algunos.

Cómo aplicar la simulación estocástica

Realmente, la parte más compleja se hizo anteriormente, la modelización del proceso bajo estudio. Se trata ahora de emplear las ecuaciones que obtuvimos, con capacidad predictiva conocida de antemano y niveles de confianza preestablecidos, para predecir resultados para cada CQA tantas veces como deseemos.

Para que el proceso sea realmente estocástico es preciso empezar el estudio caracterizando estadísticamente cada Critical Process Parameter (CPP) y cada Critical Material Attribute (CMA) que forme parte de la/s ecuación/es del espacio de diseño.

Caracterizar estadísticamente no es otra cosa que aplicar descriptiva para identificar qué distribución sigue la variable y cuáles son los estadísticos suficientes que la describen. Si se dispone de software estadístico especializado, es una tarea sencilla. Al solicitar que el software estadístico identifique la distribución, obtendremos una colección de gráficos de probabilidad, los estadísticos suficientes y los resultados de aplicar un test de bondad de ajuste, como por ejemplo el de Anderson-Darling. La interpretación debe considerar los siguientes dos criterios:

- Que el gráfico muestre los puntos aproximadamente alineados y dentro de los márgenes de confianza preestablecidos. Los valores fuera del intervalo de confianza deben ser verificados y se debe prestar especial atención a su nivel de influencia mediante la distancia de Cook o método equivalente.
- Que el p-valor del test de bondad de ajuste sea superior al nivel de significación (generalmente $\alpha=0.05$)

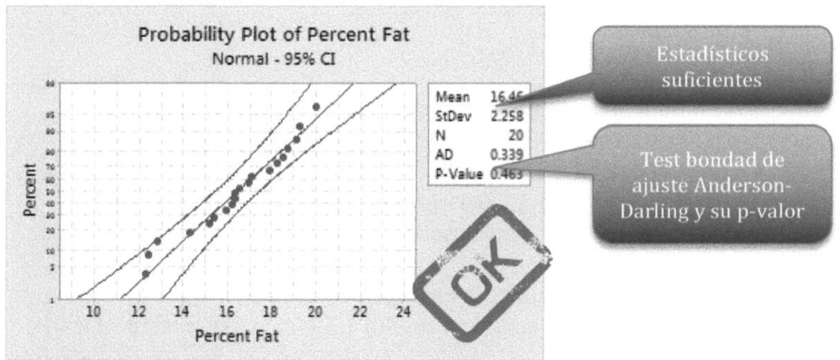

Cuando se cumplen ambas condiciones, puede asumirse que esa variable queda adecuadamente caracterizada como por ejemplo, "el tamaño medio de partícula del API sigue una distribución de Weibull de forma=1.6 y escala=3.2" , o bien, "el pH sigue una distribución uniforme de parámetros a=4.5 y b=6.8".

Fabriquemos 100 lotes... o 5000, es gratis

Una vez completada la caracterización estadística de CMAs y CPPs que intervienen en las ecuaciones del espacio de diseño es momento de iniciar la fabricación virtual de un número elevado de lotes. Para ello, no será necesario preocuparse de un tamaño muestral mínimo que garantice cierta calidad de resultados. Seleccionando arbitrariamente un número elevado, habremos sobrepasado con creces esa *n* sin requerir ni un minuto en calcularla.

Para este paso puede emplearse un software estadístico especializado o incluso MS-Excel®. Se trata de reservar una columna de la hoja de trabajo para cada CMA, CPP y CQA. Bajo el título que encabeza cada una de las columnas de CMAs y CPPs debe introducirse la fórmula del simulador con los estadísticos suficientes.

Sólo queda ahora introducir la ecuación del espacio de diseño que modeliza el CQA en cada columna reservada para ello. En la tabla siguiente se muestra el proceso desde la ecuación que se obtuvo al determinar el espacio de diseño, hasta la sintaxis propia de MS-Excel®, pasando previamente por la notación estocástica de la misma ecuación.

Ecuación Espacio de Diseño	**Dureza** = 0,11·Fuerza_pre + 0,08·Fuerza_comp + 0,46·Hausner
Representación Estocástica	**Dureza** =0,11·Fuerza_pre [U(35;45)] + 0,08·Fuerza_comp[U(40;55)] + 0,46·Hausner [N(1,3;0,1)]
Sintaxis para MS-Excel® (a escribir en la columna bajo la etiqueta "Dureza")	= 0,11·(A2) + 0,08·(B2) + 0,46·(C2)

En **negrita** CQA, en azul CPPs, en rojo CMA

<u>Dureza</u>: resistencia a la rotura por compresión expresada en kp
<u>Fuerza_pre</u>: fuerza de precompresión en una comprimidora
<u>Fuerza_comp</u>: fuerza de compresión que ejerce la comprimidora
<u>Hausner</u>: índice de Hausner, correspondiente a la relación entre densidades compactada y aparente.

U(35;45): distribución uniforme entre los valores 35 y 45 kN.
N(1,3;0,1): distribución normal de media 1,3 y desviación estándar 0,1.

Nuestra hoja de MS-Excel® tendrá un aspecto como el de la imagen.

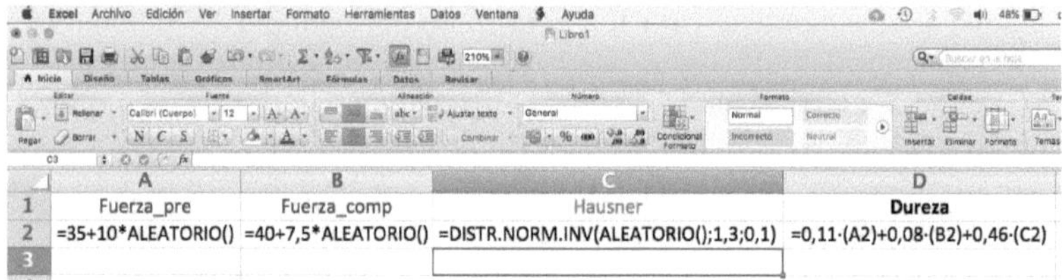

El siguiente paso es copiar la segunda fila 500 veces (cualquier valor arbitrariamente alto, funcionará también con 1000 o 2000 filas, ya que se produce convergencia en los resultados mucho antes de llegar a este número de simulaciones). Ahora que tenemos la segunda fila replicada n veces debajo, es hora de caracterizar estadísticamente el CQA dureza, puesto que cada fila da un resultado de aplicar el modelo con inputs aleatorios. En este ejemplo, los resultados siguen una distribución normal expresable como N(8.6 ; 0.34), promedio=8.6 y desviación estándar=0.34.

¿Alguna cosa más?

Claro que sí, pongamos la guinda al pastel. Disponemos de la media y desviación estándar del CQA dureza, luego podemos calcular Cp y Cpk. Si Cp y Cpk resultan satisfactorios podemos ir adelante con nuestro proceso y "ponerlo en real" con elevada probabilidad de éxito. Si la capacidad resultó insatisfactoria, es el momento oportuno de recuperar las ecuaciones del espacio de diseño y ver qué parámetro/s ajustar para reducir variabilidad en la dureza, para centrarla o para ambos objetivos según el caso.

De haber puesto en marcha el proceso real sin la verificación del diseño, podriamos haber entrado en una validación del proceso infructuosa o tardar meses (siendo optimista) en detectar la existencia de problemas, probablemente reportados un año después en el PQR del producto.

Conclusión

Extender el uso del espacio de diseño mediante la simulación estocástica es un método adecuado para verificar que el diseño del proceso es suficientemente válido antes de seguir adelante con él en fases operativas de validación formal y fabricación en rutina. El método no reviste de elevada complejidad, no requiere necesariamente de sofisticados softwares especializados y lo más importante, ofrece confianza prácticamente gratis y anticipa potenciales problemas que no detectaremos hasta más adelante en caso de disponer de una estrategia de control adecuada que nos lo indique.

Diseño de estrategias de control holísticas y adaptativas

La estrategia de control no debe ser únicamente global, holística, sino que debe ser revisitada para mantener la "viva". ¿Cómo? Aquí encontrarás el modo de hacerlo de modo que sea adecuada y proporcional al riesgo observado en el proceso

Historia y necesidad actual

Tradicionalmente hemos definido innumerables planes de control para cada materia prima o material de acondicionamiento, vinculados a las monografías de farmacopea (cuando esas son disponibles) y a la confianza sobre el fabricante/proveedor. También hemos definido los controles en proceso para cada una de las etapas de la fabricación y acondicionamiento, y un análisis para el *release* del producto terminado. Generalmente, estos planes no han sido definidos contemporáneamente, ni considerando las posibles tipologías de producto en cada planta productiva. Tampoco hemos evolucionado dichos planes según progresa la tecnología o envejecen nuestros equipos.

Todo ello hace pensar en que el concepto tradicional es excesivamente determinista, estático y carente de visión completa, manteniéndose eterno sin asegurar completamente su eficacia, ni optimización como balance esfuerzo-resultado. Este artículo propone un modo de establecer conexión entre subsistemas de calidad, optimizar la estrategia, validar su diseño y establecer un sistema de retroalimentación que proporcione capacidad de adaptación a la realidad del momento para mantenernos cercanos al óptimo.

Concepto de estrategia de control

Tal como menciona la ICH Q10, la estrategia de control es *"a planned set of controls, derived from current product and process understanding, that assures process performance and product quality. The controls can include parameters and attributes related to drug substance and drug product materials and components, facility and equipment operating conditions, in-process controls, finished product specifications, and the associated methods and frequency of monitoring and control"*.

Ahí hay dos conceptos clave que no deben pasarse por alto: por un lado, **conocimiento** o comprensión del proceso y producto; por otro, **completa vinculación** de parámetros y atributos del principio activo, excipientes, materiales de packaging, instalaciones, equipos, controles en proceso y especificaciones de producto terminado.

Conectando subsistemas en una única estrategia holística

Disponer de visión global (holística) no es solo reunir los planes de control de todas las etapas en una única tabla. Obviamente ello nos habilita una visión de pájaro sobre los distintos puntos de control, pero no fija vínculos, ni permite observar la interacción entre los distintos elementos. Tampoco facilita ningún modo de asegurar que el diseño es correcto, es decir no validamos el diseño de la estrategia de control, sólo la establecemos con conocimiento aproximado de su efectividad que únicamente podremos confirmar si el número de eventos de calidad, incluyendo las reclamaciones del mercado, permanecen dentro de los rangos aceptados por la política de calidad de la empresa y el estado del arte del sector. No hace falta decir que esta evaluación *post-mortem* no resulta la más eficaz posible en materia de rapidez y eficiencia.

Un sencillo mapa del proceso completo, como el representado en la figura 1, basta para observar qué elementos deben incluirse en la estrategia de control, así como para identificar qué otros elementos pueden constituirse como "vigilantes" que proporcionan *feedback* al resto.

<u>Conexión auditoría a proveedores con controles de inspección y calidad en la recepción de materiales</u>

Un eventual mal resultado en la auditoría realizada al fabricante de un componente debería implicar la necesaria reevaluación del plan de control correspondiente. Si el muestreo era reducido, debe plantearse su retorno al estado de completo. Si teníamos implementado un *skip testing* que nos permitía no analizar un parámetro y tomar como válido el resultado del fabricante, debemos pensar en realizar dicho test *inhouse* de nuevo.

También deben considerarse los resultados del *QC testing* como retroalimentación relevante para el rediseño de los planes de control aplicables. La repetición de anomalías debe conllevar una intensificación del control como medida de mitigación del riesgo, de lo contrario el test ordinario podría no detectar próximas no conformidades que con suerte podrán detectarse aguas abajo, en siguientes etapas del proceso, pero siempre con mucho mayor coste del que habría representado su detección temprana. Obviamente, la no detección de dichos problemas en posteriores etapas implicará potenciales reclamaciones e incluso retirada del mercado.

Del mismo modo, fallos de etiquetado, inadecuado estado de conservación o transporte u omisión de documentación del fabricante, pueden detectarse en la inspección previa en el momento de la descarga del camión y deben realimentar la función de auditoría de modo que esta lo tenga en consideración para las próximas visitas al fabricante.

<u>Conexión del QC testing y el PQR</u>

¿Qué herramienta dispone del zoom adecuado para visualizar más allá de cada control individual y la existencia de posibles tendencias? El Product Quality Review, por tanto ésta es también una herramienta vigilante que debe propocionar feedback a la estrategia de control y al año siguiente observar la eficacia de las medidas tomadas.

<u>Conexión de los IPCs con los controles de calidad de entrada</u>

Los controles de calidad de entrada deben estar diseñados para verificar el cumplimiento de lo registrado, comúnmente los parámetros de la monografía de la farmacopea correspondiente, y aquellos otros parámetros que son esenciales en la caracterización de la materia prima o material de acondicionamiento. Es común disponer de tests para garantizar el cumplimiento de lo registrado, pero no para asegurar la factibilidad del proceso. En otras palabras, olvidamos parámetros claves vinculados a la tecnología propia del proceso que pueden hacerlo funcionar o no (p.e. un excipiente sin la reología adecuada puede formar cavernas que dificulten la compresión, encapsulado o ensobrado, sin embargo no se determinan densidades aparente y compactada porque la monografía de farmacopea nunca contiene este tipo de parámetro).

Los controles durante el proceso permiten identificar de cerca el performance y realimentar los planes de control como parte de la estrategia global.

<u>Conexión de la gestión de OOS y desviaciones con los controles de recepción e IPC</u>

Cuando el resultado de la investigación de OOS y desviaciones lo indique, debemos proceder a considerar cambios en la estrategia de control proporcionales al riesgo observado. Puesto que la severidad de los fallos ocurridos es independiente de la probabilidad de ocurrencia y la capacidad de detección, debemos centrar los cambios de estrategia en la capacidad de detección una vez que elementos como el PQR nos dan evidencia de la frecuencia.

<u>Conexión de los estudios de estabilidad con la mejora de los productos</u>

La estabilidad *ongoing* es una práctica confirmatoria para la obtención de evidencias de que el diseño del producto y proceso es adecuado para asegurar que el medicamento no solo es conforme en el momento de su liberación al mercado, sino también hasta el último día de su caducidad.

Cualquier desviación respecto al comportamiento esperado debe repercutir en la activación de mecanismos de mejora continua, incluyendo la necesidad de validar de nuevo el proceso e incluso su reformulación.

<u>Conexión del PQR con la validación del proceso</u>

Tres lotes consecutivos siempre serán pocos para considerar la validación como un seguro de vida. La validación debe considerarse como un elemento confirmatorio de que las etapas previas fueron correctamente diseñadas y establecidas. A no ser que se disponga de un efectivo *Continous Process Verification*, aún en estado embrionario en la mayoría de las compañías, el mejor elemento del sistema para confirmar esa validación no es otro que el PQR. Éste nos dará los Cpk para cada atributo de calidad e indicación de si el proceso sigue bajo control. Cuando no lo esté, bien por falta de estabilidad o por exceso de variabilidad, debe comprometer una revalidación que incluya la revisión de la estrategia de control.

<u>Conexión de las reclamaciones con los controles internos</u>

Un factor muy importante a considerar es la vinculación de los elementos de control definidos en nuestra estrategia con el nivel de calidad de salida proporcionado. Este nivel de calidad será confirmado o no posteriormente por los clientes una vez que el producto está en el mercado. Por lo tanto se hace indispensable disponer de medios para evaluar la efectividad de dichos controles internos y comprobar periódicamente que nuestra evaluación se ve cumplida y ratificada por los ratios de reclamación registrados. Esto no es otra cosa que la validación del diseño de la estrategia de control, cuya práctica se propone en el siguiente apartado.

Validación del diseño de la estrategia de control

Puesto que la estrategia de control debe basarse en el conocimiento y comprensión del proceso, no hay una fórmula fija para establecerla. A modo de ilustración, se muestran 2 casos para ejemplarizar el proceso racional aplicado.

<u>Caso 1: cómo garantizar la uniformidad de contenido en formas monodosis</u>

A excepción de cuando existen interacciones, la variabilidad global en un proceso viene determinada por la suma de variabilidades de los contribuidores. Es decir, la uniformidad de contenido es resultado de la homogeneidad de mezcla y de la uniformidad de masa, además de la variabilidad analítica siempre existente en todo resultado.

Haciendo uso del principio estadístico de aditividad de las varianzas (varianza es el cuadrado de la desviación estándar), podemos establecer que la uniformidad de contenido del producto monodosis en granel (comprimidos, cápsulas, sobres, ampollas monodosis, etc.) es la suma de las varianzas correspondientes a la homogeneidad de mezcla, uniformidad de masa y variabilidad analítica. Esta última debe de ser conocida a través de la validación del método analítico. La uniformidad de masa es un test ordinario y por tanto disponemos de datos para el cálculo de su varianza. Finalmente llegamos a una ecuación donde podemos ajustar los elementos "libres" de modo que su combinación ofrezca una elevada garantía de cumplimiento del test de uniformidad de contenido.

$$\sigma^2_{unif.cont.} = \sigma^2_{homog.mezcla} + \sigma^2_{unif.masa} + \sigma^2_{analisis}$$

Supongamos la siguiente situación a la que llegamos por historia o tradición:

- Especificación producto intermedio muestra coeficiente de variación ≤5,0%
- Especificación de uniformidad de masa indica nominal de 100 mg y coeficiente de variación ≤5,0%
- Validación analítica muestra un coeficiente de variación analítico ≤2,0%

Veamos si dicha estrategia es válida.

$$\sigma^2_{unif.cont.} = 5^2_{mezcla} + 5^2_{masa} + 2^2_{análisis} = 25 + 25 + 4 = 54$$

$$\sigma_{unif.cont.} = \sqrt{54} = 7,3$$

Si consideramos como referencia que la desviación estándar relativa equivalente al test de uniformidad de contenido es del 6% para 10 muestras, la desviación estándar obtenida es demasiado elevada y tenemos un riesgo inaceptable en caso de mantener esta estrategia de control.

¿Cómo redefinirla la obtener elevada garantía de cumplimiento? Echando una ojeada a la calificación del equipo de compresión, encapsulado, ensobrado, etc., vemos que su capacidad es buena. Mostró una capacidad excelente, luego podemos exigir más en la especificación de uniformidad de masa.

Vemos también en la validación del proceso de formulación que el intermedio mostró coeficientes de variación por debajo del 4%, cuyos valores quedan también ratificados por el último PQR donde se muestra que este valor no ha sido superado teniendo un elevado número de lotes en el estudio.

Con la reducción de ambos límites se obtiene una uniformidad de contenido significativamente mejorada.

$$\sigma^2_{unif.cont.} = 4^2_{mezcla} + 3^2_{masa} + 2^2_{análisis} = 16 + 9 + 4 = 29$$

$$\sigma_{unif.cont.} = \sqrt{29} = 5,4$$

Ahora que tenemos un aparente buen diseño de la estrategia de control, ¿cómo podríamos validarlo? La **simulación estadística** nos permite realizar esta validación del diseño, sin fabricar ningún lote, puesto que eso será la posterior *performance qualification*.

Para la simulación no se requieren herramientas sofisticadas, ni conocimientos de programación, únicamente una hoja de cálculo y el siguiente procedimiento con MS-Excel:

- Generamos una columna para la homogeneidad de mezcla, otra para la masa, otra para el análisis y una última para la uniformidad de contenido del producto en granel
- Bajo el encabezado insertamos un generador aleatorio, opción estándar de MS-Excel, que dará números randomizados según especifiquemos. La función "=ALEATORIO(4)" da valores aleatorios entre 0 y 4, luego puede emplearse para la columna de homogeneidad de mezcla.
- Procedemos de igual modo con las columnas para la masa y análisis, usando los límites de 3 y 2, respectivamente.
- En la última columna reservada para la uniformidad de contenido, insertamos la ecuación que hace la raíz cuadrada de la suma de las anteriores elevadas al cuadrado.
- Copiamos la fila creada con las funciones aleatorias un número elevado de veces debajo de ella, varios cientos de filas o miles, aquí no hay coste alguno.
- Calculamos la desviación estándar, promedio y Cpk para la columna de "uniformidad de contenido". Estas estimaciones nos dan una probable imagen futura. Si los estadísticos calculados son satisfactorios, damos el diseño de estrategia de control como válida. En caso contrario, podemos simular de nuevo qué escenario futuro podemos encontrar introduciendo mejoras en el mezclado, compresión o análisis.

<u>Caso 2: estrategia de control para el proceso de acondicionamiento</u>

Se trata de vincular los planes de control relativos a la entrada de materiales e IPC durante el acondicionamiento para verificar que se cumple el AQL establecido en la política de calidad de la compañía y se tiene control sobre las reclamaciones del mercado.

Supongamos un proceso en el que acondicionamos un frasco de jarabe. A parte del propio jarabe, los componentes son frasco, etiqueta, tapón, prospecto y estuche. Hemos acordado en los *Quality Agreements* con nuestros proveedores un AQL para cada clase de defecto (críticos, mayores y menores). Tenemos además un control en proceso durante el llenado de los frascos consistente en tomar 5 unidades cada 30 minutos y comprobar su conformidad.

La calidad de salida puede conocerse mediante simulación estadística. Se trata ahora de calcular el porcentaje de defectos esperable debido a la contribución del nivel de calidad de cada componente. En una unidad de producto terminado puede fallar cualquiera de los elementos y constituir una unidad defectuosa. Atendiendo al cálculo probabilístico, tener una unidad con 1 o más fallos es igual a 1 menos el producto de probabilidades de cero defectos en cada componente. Conocido el principio básico procedemos del siguiente modo en MS-Excel:

1. Creamos encabezados para columnas bajo el nombre de frasco, estuche, prospecto, etiqueta y tapón.
2. Insertamos un generador aleatorio limitado por el AQL acordado con cada proveedor.
3. Creamos una columna que contenga la fórmula "1-[(1-AQL1)·(1-AQL2)⋯ (1-AQL5)]". Esta contendrá el porcentaje defectivo esperable de la combinación de todos los componentes
4. Copiamos toda la fila cientos o miles de veces y calculamos el promedio y máximo de la última columna. Estos datos corresponderán al nivel de calidad promedio y peor caso, que se contrastarán con los AQL de producto terminado deseados. Si son menores a este, la estrategia de control es válida. En caso contrario, puede emplearse el simulador para ver qué nivel de calidad exigir a nuestros proveedores o bien plantear la instalación de dispositivos automáticos para el control 100% de las unidades

Conclusión

La estrategia de control debe tener carácter holístico, estar conectada de modo que unos subsistemas realimenten a los otros de forma organizada y requiere ser validada como parte del propio proceso. Los elementos del sistema orientados a la vigilancia deben favorecer la posterior adaptación a la realidad del momento para mantener dicha estrategia de control cercana al óptimo, de modo que dispongamos de un adecuado balance esfuerzo/beneficio garantizando la calidad de los productos al nivel deseado y preestablecido.

Estadística para estudios de estabilidad: *poolability*

Si bien la ICH Q1E es un buen soporte para los criterios estadísticos aplicables a los estudios de estabilidad, el nivel de detalle es bajo para poder responder las dudas que aquí trato de minimizar. Empecemos por los criterios de linealidad, homocedasticidad y especialmente, el de *poolability*

La Estadística es imprescindible en el ámbito de los estudios de estabilidad de medicamentos y principios activos tanto para obtener conocimiento de las cinéticas de degradación, como para definir la caducidad o periodo de validez y analizar resultados y sus tendencias en el transcurso de ejercicios de *ongoing stability*.

Esta es la primera parte de los capítulos focalizados sobre este tópico que cubrirán el criterio de *poolability*, técnicas de modelización por regresión lineal, establecimiento de caducidades, análisis de tendencias y evaluación de resultados *out of trend (OOT)*.

Marco normativo

En febrero de 2003, la ICH emitió la Q1E bajo el título *"Evaluation for Stability Data"*, quedando reflejada como regulación de obligado cumplimiento en el mismo año en Europa (CPMP/ICH/420/02), Canadá (file #: 03-118451-122), Japón (notification 0603004) y un año más tarde en Estados Unidos (Federal Register, Vol. 69, No. 110, p. 32010-11). Nació como soporte a la ICH Q1A para orientar el tratamiento de los datos de los estudios de estabilidad, coincidiendo con la emisión de la segunda versión de la Q1A en 2003.

Condiciones estadísticas

Linealidad

La extrapolación no es generalmente adecuada para obtener idea de futuro, los métodos de modelización sólo pueden dar estimaciones con error conocido dentro del margen de tiempo estudiado. Desconocemos qué sucede fuera de ese margen temporal, así que asumir que se mantiene la linealidad es sin duda un riesgo.

Homocedasticidad

Este término significa variabilidad estable. Debemos asumir por un lado que cada lote empleado es homogéneo a tiempo cero, por otro que dicha homogeneidad va a mantenerse sin cambio significativo a lo largo del tiempo.

Poolability

Las regresiones obtenidas para cada lote no serán exactamente iguales, por tanto debe existir un criterio que permita discernir cuándo podemos mezclar distintos lotes en el mismo estudio de estabilidad y cuándo no debe hacerse. Sin esta verificación el estudio de estabilidad queda comprometido y sus conclusiones podrían no ser válidas.

<u>Tamaño muestral</u>

Si a esto añadimos que el número de lotes empleado es generalmente bajo (comúnmente 3), ¿por qué confiamos en este tipo de estudios para una cosa de tanta importancia como es la caducidad de un medicamento?

Elementos de confianza para la aplicación del método de evaluación de datos

Quizás con poca conciencia pública de ello, el empleo de modelos estadísticos para el conocimiento de la estabilidad, muestra un marcado carácter bayesiano en lugar del habitual enfoque frecuentista. El pensamiento frecuentista trata los datos sin considerar historia ni premisa o conocimiento previo alguno, sin embargo el enfoque bayesiano sí tiene en cuenta cierto apriorismo. Ese conocimiento a priori no es otra cosa que la **ecuación de Arrhenius** y el estudio de la cinética de degradación practicado ya en las anteriores fases de desarrollo del medicamento. Por tanto, sabemos que el medicamento mostrará un proceso de degradación esperable en base a la ecuación de Arrhenius y el orden de la cinética de degradación identificado, razón por la cual sí confiaremos en la capacidad extrapolativa anteriormente cuestionada.

El propio concepto GMP de lote, masa de producto procesada de una sola vez de modo que muestra uniformidad (de una sola vez no implica en un solo paso, sino que debe haber un paso del proceso que asegure la uniformidad de la totalidad), es la asunción fuerte para aceptar la premisa de homogeneidad a tiempo cero. Tanto la estrategia de control empleada para la fabricación del producto, como la validación del proceso deben focalizarse en evidenciar dicha homogeneidad en cada lote.

¿Qué hay de la homocedasticidad a lo largo del tiempo? Se supone que los lotes no mejoran ni empeoran su homogeneidad debido al envejecimiento. Si esto se observase, probablemente sería a causa de un fallo de calidad que motiva dicha pérdida de homogeneidad. Por ejemplo, en el caso de un envase primario no hermético afectando de modo desigual a las unidades que componen el lote, se podrán dar envejecimientos distintos para las unidades con y sin cierre hermético.

Poolability

Como anteriormente mencionado, se entiende bajo este concepto la posibilidad de agrupar datos procedentes de distintos lotes para la estimación del perfil de degradación de un producto. Antes de proceder a agrupar resultados de distintos lotes se precisa realizar un test estadístico con el fin de determinar si las rectas de regresión de cada lote aislado tienen pendientes e intercepción a tiempo cero asumibles como equivalentes.

El test estadístico empleado para este fin es el ANCOVA donde la variable tiempo es considerada como covariable. La ICH Q1E recomienda aplicar un nivel de significación de 0.25 para compensar la esperable baja potencia del diseño originada por el relativamente limitado tamaño muestral de un estudio de estabilidad típico.

Cuando el resultado de este test muestra que las pendientes de las rectas son significativamente distintas, se considera no apropiado combinar resultados de todos los lotes.

En el caso de que el test muestre que las intercepciones a tiempo cero no son equivalentes, pero no rechace que las pendientes son distintas, los datos pueden combinarse para el propósito de determinar la pendiente de la regresión combinada. En este escenario, de las distintas rectas obtenidas con igual pendiente pero distinta intercepción, debe usarse para estimar el periodo de validez la que ofrezca la caducidad más pronta de todas.

Finalmente, en el supuesto de que pendientes e intercepciones puedan considerarse como equivalentes para $\alpha=0.25$, los datos pueden agruparse para determinar un único modelo de regresión común.

Ejemplo de estudio de *poolability*

Disponemos de los resultados de 4 lotes en los tiempos 0, 1, 3, 6, 9, 12, 18 y 24 que se muestran en la figura 1 de la siguiente página. Las rectas de regresión que se obtienen para cada lote se representan en la figura 2.

Figura 1   Figura 2

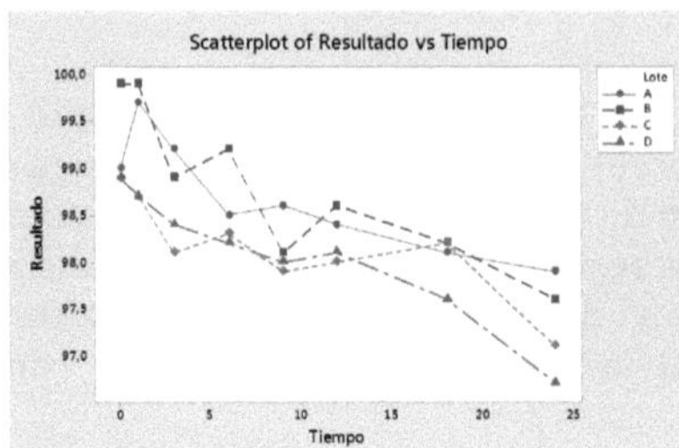

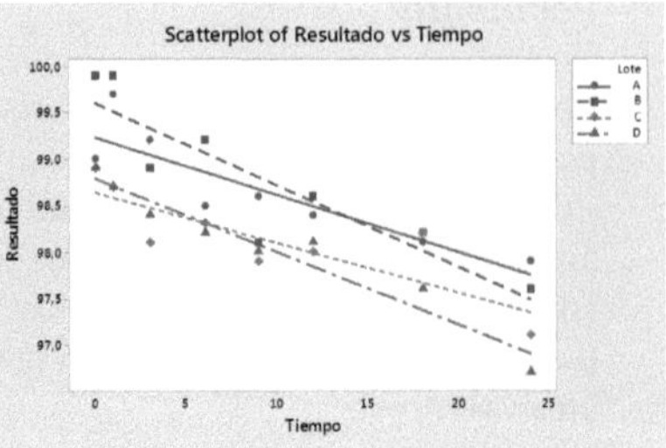

Debemos determinar si las pendientes son significativamente distintas para lo cual evaluamos la interacción tiempo*lote respecto a un nivel de significación del 0,25. En este caso, la interacción tiene un p-valor superior a 0,25 (ver tabla 1), luego consideramos que los lotes muestran una pendiente no significativamente distinta.

Tabla 1

Stability Study: Resultado versus Tiempo, Lote

Factor Information

Factor	Type	Number of Levels	Levels
Lote	Fixed	4	A; B; C; D

Model Selection with $\alpha = 0,25$

Source	DF	Seq SS	Seq MS	F-Value	P-Value
Tiempo	1	10,0551	10,0551	101,97	0,000
Lote	3	3,2100	1,0700	10,85	0,000
Tiempo*Lote	3	0,3683	0,1228	1,25	0,315
Error	24	2,3666	0,0986		
Total	31	16,0000			

Source	DF	Seq SS	Seq MS	F-Value	P-Value
Tiempo	1	10,055	10,0551	99,27	0,000
Lote	3	3,210	1,0700	10,56	0,000
Error	27	2,735	0,1013		
Total	31	16,000			

Terms in selected model: Tiempo; Lote

Model Summary

S	R-sq	R-sq(adj)	R-sq(pred)
0,318266	82,91%	80,37%	76,03%

Coefficients

Term	Coef	SE Coef	T-Value	P-Value	VIF
Constant	99,0689	0,0857	1156,21	0,000	
Tiempo	-0,07056	0,00708	-9,96	0,000	1,00
Lote					
A	0,2500	0,0974	2,57	0,016	1,50
B	0,3750	0,0974	3,85	0,001	1,50
C	-0,2750	0,0974	-2,82	0,009	1,50
D	-0,3500	0,0974	-3,59	0,001	*

Regression Equation

Lote			
A	Resultado	=	99,319 - 0,07056 Tiempo
B	Resultado	=	99,444 - 0,07056 Tiempo
C	Resultado	=	98,794 - 0,07056 Tiempo
D	Resultado	=	98,719 - 0,07056 Tiempo

Lote	Shelf Life
A	45,698
B	47,205
C	39,346
D	38,434
Overall	**38,434**

La intersección con el eje y de cada recta sí muestra significación estadística, luego deben darse ecuaciones para cada lote, no pueden "sumarse" para obtener un único modelo.

Las 4 ecuaciones se dan también en la tabla de la página anterior.

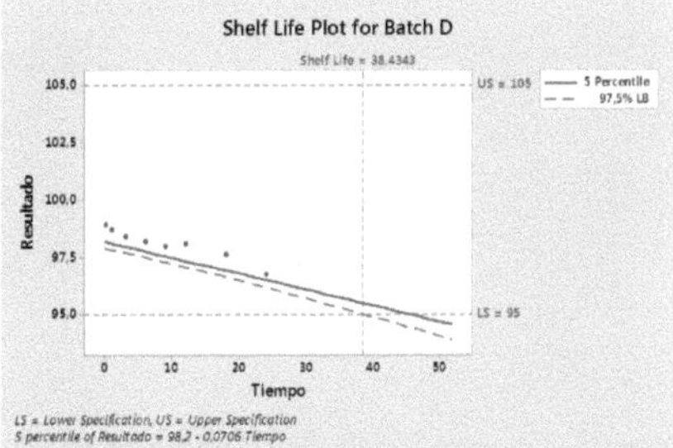

Finalmente se toma el caso con corte del eje tiempo más temprano, en este ejemplo el lote D. La caducidad mostrada para estar sobre el límite inferior con un 95% de confianza es de 38,4 meses, luego procederíamos a registrar 36 meses para la caducidad de este producto.

Conclusiones

El conocimiento apriorístico del orden cinético de degradación según se desprende de la ecuación de Arrhenius, permite confiar en la extrapolación para definir la caducidad del producto. Veremos los distintos modelos matemáticos basados en la ecuación de Arrhenius y variantes en la segunda parte del artículo.

La condición de *poolability* debe ser considerada en todo estudio de estabilidad, su omisión podría comprometer el estudio completo y sus conclusiones.

Toda asunción inicialmente hecha podrá verificarse posteriormente mediante la continuación del estudio de estabilidad hasta fin de caducidad. El estudio de tendencias es un fuerte complemento a considerar durante el transcurso de este viaje, tema a ver en la tercera parte de esta serie de artículos sobre el tratamiento estadístico en los estudios de estabilidad.

Estadística para estudios de estabilidad: valores *OOT (Out Of Trend)*

Una vez conocidas las premisas para la modelización estadística de perfiles de estabilidad podemos emplear los modelos definidos para la evaluación futura de valores fuera de tendencia y así dotar a estos estudios de mayor capacidad preventiva

La Estadística es imprescindible en el ámbito de los estudios de estabilidad de medicamentos y principios activos tanto para obtener conocimiento de las cinéticas de degradación, como para definir la caducidad o periodo de validez y analizar resultados y sus tendencias en el transcurso de ejercicios de *ongoing stability*.

Tras cubrir los conceptos de linealidad, homocedasticidad y *poolability* en el capítulo anterior, se trata ahora el análisis de tendencias e identificación de resultados fuera de tendencia.

Pasos previos

Para poder aplicar los criterios que se exponen seguidamente, es preciso haber modelizado el perfil de degradación tal como se expuso anteriormente. Puede resultar un buen apoyo para ello la serie de videos en https://youtu.be/SP3EgoPC1yA

Intervalos de confianza, multiplicidad, ANCOVA y Nelson rules

En numerosos tratados y artículos sobre el asunto, podrás leer recomendaciones sobre el uso de intervalos de confianza del 99, 95 y 75%. ¿De dónde viene todo esto y cuál de ellos debo considerar?

Suele asimilarse erróneamente un mayor nivel de confianza a un menor riesgo en la toma de decisión. Sin embargo no es así. Tomando el 99% de confianza para definir mis límites de acción, puedo interpretar de forma errónea que sólo me equivoco el 1% de las ocasiones. La interpretación correcta es que dicho intervalo contiene el 99% de los valores normalmente esperables, de modo que si encuentras un resultado fuera de ese intervalo podrás sospechar que está sucediendo alguna cosa, puesto que su probabilidad de ocurrencia es del 1% y no hemos realizado 100 ensayos (ni los realizarás en todo el estudio de estabilidad completo).

Supongamos un estudio de estabilidad con 3 condiciones de temperatura\humedad en el que se ensayan 5 parámetros cada vez (3 lotes · 3 condiciones ambientales · 5 parámetros = 45 tests en cada punto de control). Debido al efecto estadístico de **multiplicidad** (existente cuando tenemos varios test a realizar en cada tiempo de control), cuando se trabaja con el 99% de confianza existe un $1-0.99^{45}=36\%$ de encontrar al menos una falsa alerta.

Debemos por tanto, contar con otros medios adicionales para la evaluación de valores fuera de tendencia. La convergencia o no de distintos métodos, nos conducirá de forma más segura a la toma de decisión.

Por otro lado, en el cálculo de la caducidad por extrapolación de la recta de regresión se consideró el intervalo para el 95% de confianza, ¿qué razón podemos tener para aplicar luego el 99%? Eso sólo nos lleva a trabajar con un intervalo más ancho que puede incluso ocultar una tendencia anómala o hacerla visible más tarde de lo deseable. Mi recomendación, usa IC95% en combinación con uno o los dos métodos que explico a continuación.

Recordemos el criterio expuesto por la ICH Q1E para la *poolability* (agrupamiento de distintos lotes para crear un único modelo cuando las pendientes de regresión no son significativamente distintas para un 75% de confianza). Si se nos permite agrupar distintos lotes como equivalentes bajo esta circunstancia, ¿por qué no emplear el mismo criterio para evaluar ese valor fuera de tendencia?

Efectivamente, el método ANCOVA sugerido por la ICH Q1E es adecuado para identificar si ese nuevo lote tiene una línea de regresión con pendiente equiparable a la de los lotes anteriores. Se trata únicamente de comprobar si el p-valor resultante para la interacción lote*tiempo es superior a 0.25, en cuyo caso el lote bajo estudio es comparable a los anteriores. Obviamente, un p-valor para la citada interacción por debajo de 0.25 implicará que el lote bajo estudio muestra una pendiente no comparable, luego se ha producido algún cambio en la cinética de degradación conocida y esperada para el producto.

El título anterior mencionaba también las reglas de Nelson, ¿qué pueden tener a ver con la estabilidad si se emplean para el control del proceso?

Las reglas de Nelson son válidas para identificar sucesos poco probables, no solamente en el control en proceso, sino en cualquier situación en el que los resultados se suceden temporalmente. La diferencia respecto al SPC radica en que los intervalos de confianza no son líneas paralelas a la línea central nominal, sino construidas a lo largo de la recta de regresión.

Así pues por ejemplo, un valor fuera del IC95% es esperable el 2.5% de las veces (referido a un solo lado de especificación), dos consecutivos tienen una probabilidad de $0.025^2=0.000625=0.0625\%$, es decir muy improbable. Podemos calcular para cualquier sucesión de resultados su probabilidad de ocurrencia considerando que el suceso "Y" conlleva el producto de probabilidades y el suceso "O", la suma. Ahora al observar cualquier secuencia podemos mostrar la probabilidad de obtenerla y así considerar "especiales" sólo las que tienen muy baja probabilidad de que ocurran.

Conclusión

Se recomienda el uso de más de un método para verificar la existencia de valores fuera de tendencia. La combinación de los criterios de intervalo del 95% de confianza, p-valor de la interacción tiempo*lote (nivel de significación del 0.25) y las reglas de Nelson ofrecen una batería de tests robusta frente a los errores de falso negativo causados por el efecto de multiplicidad.

Simulación Estadística para la definición de planes óptimos de mantenimiento preventivo

Históricamente se pasó del mantenimiento correctivo al preventivo. Y ahí nos quedamos. Poco más hemos evolucionado cuando la Estadística nos permite avanzar al mantenimiento predictivo: calcular probabilísticamente el momento de la próxima averia. Veamos cómo en este capítulo.

Frecuentemente tendemos a fijar planes de mantenimiento preventivo, de calibración, de ejecución de órdenes de producción, gestión de proyectos y otros, con base determinista y generalmente estáticos en el tiempo. En contraposición a ello, este artículo da un enfoque estocástico y dinámico basado en la distribución estadística de Weibull como solución óptima para este tipo de planificación.

Determinista y estocástico

Un modelo determinista es aquel que emplea reglas matemáticas fijas, de modo que establece las mismas salidas o resultados de forma invariable, sin contemplar el azar y la incertidumbre. Los modelos que tienen en cuenta que las condiciones varían en el tiempo, siendo estas causantes en mayor o menor grado de los resultados, y consideran la aleatoriedad y la incertidumbre son los denominados estocásticos. Estos segundos representan con mayor exactitud los procesos reales, por lo que su aplicación en la vida real suele aportar mayor capacidad de predicción y posibilidad de optimización por encima de los planes basados en criterios deterministas.

La distribución de Weibull

Esta distribución estadística fue descubierta inicialmente por Fréchet en 1927 y aplicada por Weibull en 1951 tras los trabajos realizados por Rosin y Rammler en 1933. Tiene la particularidad de poder "mimetizar" muchas otras distribuciones estadísticas como la exponencial, de Rayleigh, delta de Dirac y otras al variar los parámetros que la caracterizan. Posee elevado interés en disciplinas como el análisis de supervivencia, meteorología, telecomunicaciones, seguros e hidrología por citar unas pocas.

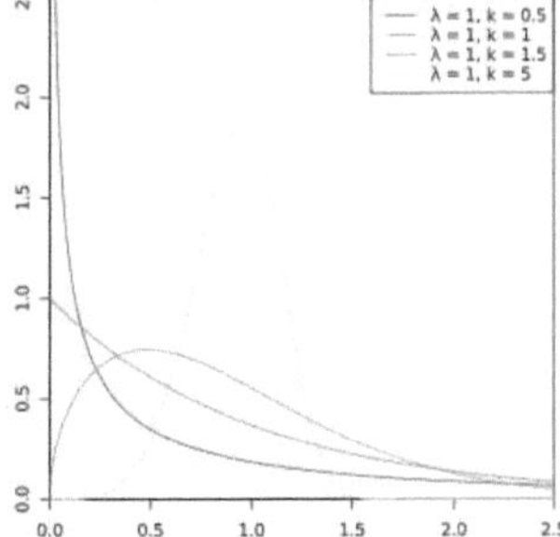

La distribución de Weibull modela la tasa de fallos cuando esta es proporcional a una potencia del tiempo. Cuando el parámetro de forma de la distribución de Weibull (k) toma valores entre 0 y 1, la tasa de fallos disminuye en el tiempo (por ejemplo, la mortalidad infantil); si este parámetro es 1, la tasa de fallos se considera constante en el tiempo; para valores de 1 en adelante, la tasa de fallos crece en el tiempo. Es precisamente este último caso el que describe el efecto del desgaste y el envejecimiento de los equipos.

$$F(x; k, \lambda) = 1 - e^{-(x/\lambda)^k}$$

Ecuación de la función de distribución de Weibull para la forma k y la escala λ

¿Cómo identificar si los datos siguen un distribución de Weibull y cuáles son los parámetros que la caracterizan?

El mejor modo de identificar la distribución estadística que se ajusta mejor a los datos es el gráfico de probabilidad, junto al test de bondad de ajuste. El primero se interpreta mediante la observación de los puntos representados, confirmando que se reparten alineadamente sin extralimitar los márgenes de confianza predefinidos. Para el segundo método, se emplea el test de Anderson-Darling o su p-valor (probabilidad), interpretándose como distribución aceptable si dicho p-valor supera el nivel de significación α de 0,05. En la figura 2 se muestran ambos métodos ofreciendo el gráfico de probabilidad, valor de Anderson-Darling (AD) y parámetros de forma y escala, además de otros estadísticos descriptivos.

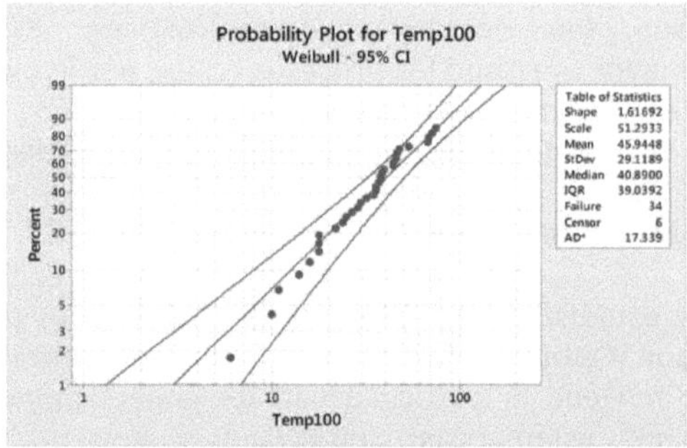

Gráfico de probabilidad verificando el comportamiento Weibull
de unos datos con escala=51,3 y forma=1,62

Una vez confirmado que los datos siguen la distribución de Weibull, es necesario caracterizarla con los parámetros de forma y escala correspondientes. Los softwares estadísticos dan esta información al ejecutar los tests anteriormente citados. A partir de aquí, la distribución es útil para determinar el momento óptimo de sustituir un recambio antes de que se rompa o calibrar un instrumento antes de que derive en resultados

48

inaceptables, por citar ejemplos relacionados con las aplicaciones mencionadas anteriormente.

Ejemplo práctico

Disponemos de un equipo cuyo mantenimiento preventivo consta de revisiones trimestrales para sustituir unas piezas de las que se conoce que se produce desgaste. Las frecuencias de revisión se fijaron en la compra y calificación del equipo en base a recomendaciones del fabricante hace ya unos años. Este equipo tiene un histórico de mantenimiento correctivo que evidencia la incapacidad de detección pronta de algunos desajustes o desgastes, por lo que se estudia cómo mejorar el plan actual de mantenimiento preventivo.

A partir del histórico de eventos de mantenimiento, se caracteriza una distribución de Weibull con parámetros de forma y escala de valor 2 para ambos. La distribución de frecuencias muestra que la tasa de fallos antes de 3 meses es del 89% -calculable con MS Excel con la expresión =DIST.WEIBULL(3;2;2;1)-. Esto se interpreta como que en el 89% de las ocasiones, un elemento mecánico se rompió o averió antes de la revisión, luego el mantenimiento inicialmente ideado como preventivo pasó a ser realmente correctivo.

La misma distribución de frecuencias muestra que un preventivo mensual sería efectivo en la reducción de correctivos, sin embargo se sustituirían recambios generalmente antes de lo realmente necesario generando un sobrecoste adicional respecto a la situación inicial. Para este caso la función =DIST.WEIBULL(1;2;2;1) ofrece como resultado el 22%. Por tanto, en 88 de cada 100 veces se reemplaza la pieza sin presentar esta la fatiga justificativa del cambio.

Para facilitar los próximos cálculos, suponemos que la experiencia disponible permite cotizar el gasto de avería como el triple del valor de un recambio. Por tanto, conocida la función de coste y la distribución de Weibull, podemos evaluar cada plan de mantenimiento preventivo y escoger el óptimo.

La graficación del coste anual versus frecuencia de recambio muestra un mínimo entorno a 2 meses, cuyo valor es el óptimo para los datos actuales en este equipo. Esta será la base para el nuevo plan de mantenimiento preventivo, veamos ahora cómo simular el comportamiento futuro y su coste asociado.

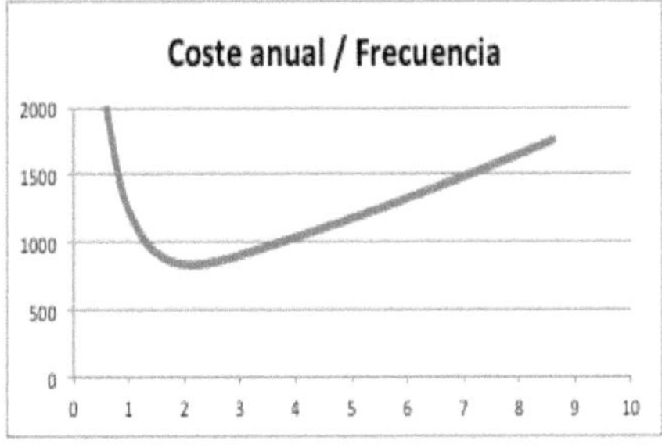

Para ello, bastará con generar aleatoriamente un número elevado de sucesos bajo la premisa de que se comportan según la distribución de Weibull anteriormente caracterizada. Esta simulación, realizable en softwares estadísticos o incluso en MS Excel, puede repetirse tantas veces como se desee y evaluar el coste resultante de las estrategias original y optimizada. La diferencia entre ambas dará una estimación del ahorro que supondrá la aplicación del nuevo plan optimizado. La tabla siguiente muestra los resultados de ejecutar 10 simulaciones para periodos de 12 meses. El ahorro promedio se estima en un 7,4% anual respecto al plan original.

Tabla resumen de 10 simulaciones para periodos de 12 meses con el modelo actual (trimestral) y la nueva estrategia propuesta (bimestral). Se emplea el valor 100 para el coste de un recambio y 300 para el de una avería/mantenimiento correctivo

Numero simulación	Coste modelo original (cada 3m)	Coste modelo nuevo (cada 2m)	Diferencia anual	%Ahorro anual
1	903	837	66	-7,3%
2	909	840	69	-7,6%
3	899	831	68	-7,6%
4	902	839	63	-7,0%
5	911	842	69	-7,6%
6	904	836	68	-7,5%
7	908	837	71	-7,8%
8	910	841	69	-7,6%
9	901	840	61	-6,8%
10	904	835	69	-7,6%
Promedio	**905**	**838**	**67**	**-7,4%**

Conclusión

Los modelos estocásticos basados en la distribución de Weibull reflejan mejor los procesos reales de desgaste a los que están sometidos los equipos de fabricación o los instrumentos de medida, por lo que aportan soluciones mejores y fácilmente optimizables. Con su empleo se ganan dos cosas: conocer mejor nuestros equipos y establecer con elevada probabilidad el momento adecuado para sustituir recambios sin llegar a producir averías de mayor gravedad, con el consiguiente paro y sobrecoste indeseado. Para que este tipo de modelización estocástica no pierda validez en el tiempo, es preciso revisitar el modelo con la generación de historia. De este modo se garantiza la realimentación que conduce a la mejora continua en busca del plan de mantenimiento o calibración óptimos en todo momento.

Operational Excellence by Design: aproximación pragmática conectando la Estadística con la Mejora Continua

Este capítulo contiene conceptos visitados anteriormente más otros nuevos para ofrecer una concepción integral de la aplicación del concepto QbD más allá del concepto de calidad y llegar a la obtención de procesos óptimos en toda su extensión.

Breve reseña histórica

Ni la Calidad por Diseño, ni la Excelencia Operacional son nuevos fenómenos. El primero aparecía más de 25 años atrás con la publicación de J.M.Juran "Quality by Design" (1992), reforzado especialmente en el sector quimico-farmacéutico y biosanitario con la edición de la ICH Q8 en 2005. El segundo aparecía unos 20 años atrás de mano de Larry Bossidy como expansión de la filosofía Six Sigma en la compañía Allied Signal, posteriormente Honeywell.

Sin embargo ambos conceptos han sido vistos como filosofías aisladas sin un desarrollo común que las una. Este artículo trata cómo conectar los fundamentos de las dos caras de una misma moneda, dando especial relevancia a la Estadística como herramienta habilitadora de la comprensión del proceso y adquisición de conocimiento.

Diagnóstico actual

Actualmente, la disciplina de la Excelencia Operacional en las empresas farmacéuticas no se encuentra completamente desarrollada y fuertemente implementada. Por otro lado, mirando atrás, es observable cómo dicho sector no ha aprendido demasiado acerca de la necesidad de comprender sus procesos de fabricación y hacerlos altamente eficaces. El número creciente de modificaciones *post-approval* en los registros ha hecho patente que la industria registra nuevos productos sin tener un elevado grado de conocimiento científico de sus procesos de manufactura.

La principal razón por la que esto ha sucedido es probablemente el "saludable" estado del sector farmacéutico. Los muy aceptables márgenes económicos, en comparación con otros sectores industriales, no han estimulado suficientemente la necesidad de la mejora continua y de disponer de sistemas de alta eficacia.

Las siguientes tablas muestran la comparación entre el sector farmacéutico y otros para ilustrar lo mencionado anteriormente.

Tabla 1: Comparación multisectorial de Indicadores principales. Fuente: Pharmaceutical Processing (Pharmaceutical Manufacturers set sights on Best-in-Class operations performance) [1]

Key Performance Indicator	Pharmaceutical Industry	Other markets (averagers performance)
Overall Equipment Efectiveness (OEE)	30%	45%
Availability	40%	53%
Asset utilization	47%	57%
Production adjustments (*)	3%	4%
Process failures (*)	12%	11%
Equipment failures (*)	22%	29%
Changeover (*)	25%	16%
Operational (*)	11%	12%
Shutdown (*)	25%	45%

(*) Expresado como % de la OEE

Tabla 2: Comparación multisectorial de Indicadores principales. Fuente: The Gold Sheet [2]

Key Performance Indicator	Pharma	Automotive	Aerospace	Computer	Consumer Goods
Overall Equipment Efectiveness (OEE)	10 – 60%	70 – 85%	50 – 70%	80 – 90%	70 – 90%
Annual productivity improvement	1 – 3%	5 to 15%	5 – 10%	1 – 3%	5 – 15%
First-pass yield – zero defects	60%	90 – 99%	70 – 90%	90 – 99%	90 – 99%
Production lead times (days)	120 – 180	1 – 7	7 – 120	5 – 10	3 – 7
Finished goods inventory (days)	60 – 90	3 – 30	3 – 30	5 – 50	10 – 40
Labor value-add time	20%	60 – 70%	60 – 70%	60 – 70%	60 – 90%
Direct/indirect labor ratio	1:1	10:1	10:1	10:1	10:1

Más que cumplimiento regulatorio

No hace falta decir que la empresa que no sea capaz de proporcionar consistentemente productos de calidad para servir las necesidades de los clientes no tiene demasiado futuro. Del mismo modo, una compañía que crea que el cumplimiento regulatorio la llevará a la excelencia operacional de per se, está sobreestimándose y engañándose[3]. Este tipo de empresas producen productos de calidad tras mucho esfuerzo y desmotivación. Las compañías enfocadas únicamente al cumplimiento regulatorio consiguen adaptarse a las regulaciones básicas, pero frecuentemente crean sobrevigilancia para cumplir y minimizan la eficiencia.

Los Sistemas de Calidad tradicionalmente orientados al cumplimiento regulatorio al pie de la letra suelen olvidar que las regulaciones son efectos del progreso en salud y ciencia. El camino para conseguir un adecuado *compliance* como resultado del desempeño normal, no es otro que el que se basa en el adecuado conocimiento y comprensión del proceso. La Calidad por Diseño juega un papel esencial aquí, ya que proporciona un alto nivel de conocimiento y fundamento científico donde construir nuestros procesos. Una vez que el proceso es comprendido correctamente, estaremos en disposición de interaccionar, evitar no conformidades *"on the fly"* y generar mejora continua con un riesgo muy bajo en comparación con la situación tradicional de bajo conocimiento técnico.

Creación, consolidación y diseminación del conocimiento

El ser humano está siempre dispuesto a aprender por naturaleza, la adquisición de conocimiento es quizás uno de los resultados más interesantes como individuos, tanto dentro como fuera de nuestras actividades profesionales. Por otro lado, la mayoría de las empresas muestran un gran espacio para la mejora en este campo. ¿Por qué tendemos a entender que la gestión del conocimiento es algo complejo? La gestión del conocimiento está generalmente restringida y autolimitada por las organizaciones, cuanto mayores, el efecto puede ser aún más grande.

Una gran parte del conocimiento sobre el producto y proceso se genera al inicio del ciclo de vida por parte de I+D. Frecuentemente se visualiza como única meta lineal el descubrimiento de una nueva entidad química, su verificación en los ámbitos de seguridad y eficacia, su desarrollo como forma farmacéutica y la obtención de la aprobación de su registro regulatorio por parte de las autoridad sanitaria. Esta aproximación generalmente conlleva a limitar recursos que no vayan supuestamente orientados a reducir el tiempo. En este escenario es difícil conservar el conocimiento adquirido, así como la adecuada transferencia hacia la siguiente etapa del ciclo de vida. Yendo rápido por este camino, no solo los atributos de calidad y su relación con los atributos de las materias primas y parámetros de proceso son olvidados, también los principios de manufacturabilidad que aseguran un futuro desempeño adecuado en la fase comercial.

Pensemos también el la vida *post-approval*. Si los principios de nuestro proceso fueron bien estudiados y comprendidos, no habrá sobrecumplimiento innecesario, luego el proceso tenderá a ser eficaz.

Anteriormente se citó "el conocimiento debe ser creado, consolidado y diseminado", pero solo se habló del primer concepto. Sigamos con la consolidación del conocimiento entonces. Este término requiere ser entendido aquí como verificación de principios y creencias.

Por grande que sea la cantidad de datos generada en las etapas de desarrollo del producto y proceso, sólo parte de ella originará información y sólo parte de esta información creará finalmente conocimiento. Llegados a este punto, un numero bajo de lotes serán fabricados con tamaño, equipos y métodos definitivos.

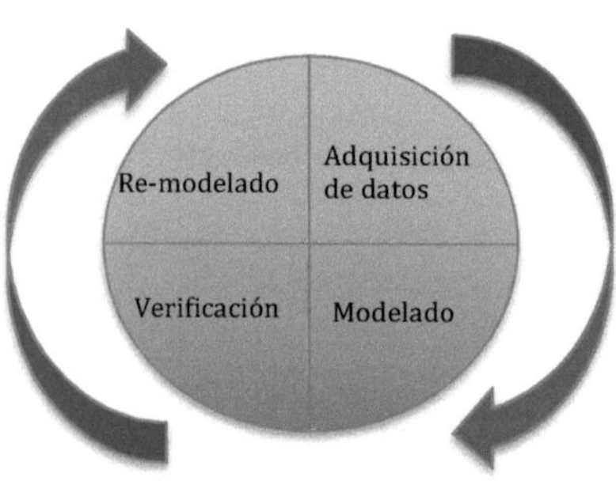

Rueda de Deming aplicada a la adquisición y gestión del conocimiento

Cuando el producto sea puesto en el mercado, la información crecerá de forma importante y podrá realimentar el conocimiento previamente adquirido. En otras palabras, el feedback de la fabricación y experiencia en el mercado debe realimentar los modelos de comportamiento originalmente definidos para optimizarlos convenientemente. Este mecanismo no es otra cosa que una aproximación a la rueda de Deming para la mejora continua aplicada a la gestión del conocimiento.

Finalmente, la diseminación del conocimiento, otra cuestión esencial. No es otro concepto que la propagación, difusión o promulgación del conocimiento consolidado[6]. Los datos fueron convertidos en información, la información creó conocimiento, el nuevo conocimiento obtenido fue consolidado y ahora es el momento de diseminarlo racionalmente a través de la organización con la finalidad de crear cultura del producto y del proceso, asegurando que el conocimiento no se perderá a causa de cambios organizativos, personales o por el paso del tiempo.

¿Sólo I+D crea conocimiento? Calidad por Diseño para *legacy products*

El hecho de que I+D pueda extraer un elevado conocimiento en el diseño y desarrollo del producto/proceso, no limita la posibilidad de extracción de conocimiento en otros pasos del ciclo de vida del producto. La extracción de conocimiento no es propiedad de ninguna función o departamento particular en la empresa, es más, es preciso que se aplique en cada etapa de modo que realimente las anteriores.

Cuando se trata de productos antiguos, donde su desarrollo queda lejos, generalmente se dispone de una historia poco consolidada y pobremente documentada. En esta situación, la extracción de conocimiento toma mayor relevancia, ya que puede actuar rellenando los "agujeros" de conocimiento y generar un valioso feedback para los científicos que están desarrollando nuevos productos. Esta realimentación incluye experiencia del proceso, información de pacientes y doctores, reclamaciones y recomendaciones.

A pesar de que el término "diseño" aporte connotación de acción prospectiva, la Calidad por Diseño no debe limitarse únicamente a dicha óptica. La conversión de datos-información-conocimiento es el mejor camino para la consolidación del conocimiento mediante la verificación de si los modelos predictivos funcionan adecuadamente. Si inicialmente no se definió dicho modelo, esta información puede ser empleada para construirlo ahora.

En la visión prospectiva, el diseño de experimentos permite evitar problemas como la colinealidad, facilita la identificación de interacciones y aporta una rango homogéneo de experimentación en lugar de una distribución aleatoria de pruebas sin cubrir la totalidad del rango de trabajo. Desafortunadamente, el ambiente retrospectivo presenta ciertas limitaciones en este sentido que deben considerarse para evitar generar un conocimiento falso o débil. ¿Debemos entonces no emplear datos históricos y desperdiciar la información que contienen? Definitivamente no. La información retrospectiva es valiosa para verificar que el proceso está bajo control y para construir nuevo conocimiento si se consideran las limitaciones citadas anteriormente.

Mezclando Calidad por Diseño con Excelencia Operacional

Una vez caracterizado adecuadamente el proceso, es momento para introducir los conceptos propios de la Excelencia Operacional. Como se dijo anteriormente, el espacio de diseño es un grupo de ecuaciones con aceptable capacidad explicativa y predictiva. ¿Qué actua como predictor y qué como respuesta en dichos modelos estadísticos?

Las variables predictivas son los atributos críticos de los materiales y los parámetros críticos del proceso (CMAs y CPPs respectivamente de acuerdo a los acrónimos descritos en la ICH Q8). Debe considerarse siempre que el cumplimiento de las monografías de farmacopea puede no ser suficiente, ya que parámetros como la distribución granulométrica, viscosidad, oxidantes libres y otros quedan generalmente fuera para ofrecer libertad a los fabricantes de seleccionar el "grado" apropiado para cada producto en particular. Desde el punto de vista de los CPPs es indispensable considerar las condiciones que hacen posible el proceso, identificar e incluir los parámetros que garantizan su manufacturabilidad.

Las variables respuesta son los Atributos Críticos de Calidad (CQAs), en otras palabras, los parámetros que constan en la especificación del producto como la uniformidad de contenido, test de disolución, etc. Si a estas variables respuesta se le añaden las propias al ámbito de la

Excelencia Operacional, podremos tener en el mismo modelo no solo los CQAs sino también el tiempo, coste, energía, rendimiento y otros. Para este propósito se emplea en este artículo una denominación creada para la ocasión, los Parámetros Operacionales Relevantes (POR en adelante).

Dimensiones de la factibilidad del proceso

La mecánica de la Estadística para encontrar los modelos no varía con este nuevo enfoque. La regresión lineal múltiple o cualquier otro método de modelización puede ser aplicado sin diferencia alguna. Ahora obtendremos en el grupo de ecuaciones, también las que definen los POR, de modo que las opciones de optimización se abren no sólo a los parámetros de calidad, sino también a los manufacturabilidad, consiguiendo buena calidad con el mejor rendimiento y menor coste.

Optimización del Proceso

Tras obtener una buena definición del proceso, éste puede ser ajustado para optimizar los resultados considerando determinados grupos de condiciones como restricción predefinida.

No hace falta decir que bajo este método es posible obtener el proceso más barato y que asegura el cumplimiento de los parámetros de calidad de forma más rápida y segura que el tradicional método de ensayo-error. Otra de las ventajas del método es conocer de antemano el óptimo alcanzable en lugar de tratar de hallarlo a ciegas a través de cambios de dudosa efectividad. No hay mejor vía para evitar el efecto de "mosca golpeando el cristal" que genera la mejora a tientas o la *Quality by Chance*.

En cuanto a las herramientas de optimización, la mayor parte de los softwares estadísticos incluyen dichas opciones. Adicionalmente a estos softwares especializados, Microsoft Excel es también capaz de proporcionar dichos cálculos mediante el complemento denominado "Solver". Luego la optimización está al alcance de todos.

Optimización de la Estrategia de Control

Tal como establece la ICH Q10[4], la estrategia de control es el conjunto de tests planeados que se derivan del conocimiento del proceso y del producto, que debe asegurar el funcionamiento del proceso y la calidad del producto. La estrategia de control debe considerar los análisis de CMAs en las materias primas, los CPPs y controles en proceso, así como los análisis para liberación final de una forma conectada y bajo una visión holística. La implementación tradicional de estrategias *"cut&paste"* no es recomendable y no deben instalarse ciegamente. Una vez más, el conocimiento del proceso es clave para una correcta definición.

El ajuste de la detectabilidad debe establecerse de forma propocional al riesgo. Una vez que el proceso es mejorado o desafortunadamente empeora, el riesgo residual decrece o se eleva, respectivamente. La detectabilidad debe también ser reducida o incrementada convenientemente en una próxima iteración de la estrategia de control que permanecerá viva en todo momento.

Conclusiones

Converger los fundamentos de la Calidad por Diseño con la Excelencia Operacional es una estrategia excelente para cubrir satisfactoriamente las expectativas a lo largo del ciclo de vida del producto. El diseño del proceso debe considerar los conceptos de manufacturabilidad y sostenibilidad además de proporcionar elevada garantía de calidad y continuidad con suficiente flexibilidad regulatoria. El *Compliance* no debe ser la base única sobre la que construir nuestros procesos.

Referencias

[1] Sudy Bharadwaj. **Pharmaceutical Manufacturers set sights on Best-in-Class operations performance** (Benchmark study on practices of top performing manufacturers by Solutions Consulting Informance International). Pharmaceutical Processing, www.pharmpro.com
[2] Richard L. Friedman. **Operations in Pharmaceuticals compare poorly to other industries**. The Gold Sheet, 2009.
[3] Girish Malhotra. **Compliance versus Operational Excellence**. Pharmaceutical Manufacturing (2015); www.pharmamanufacturing.com
[4] **Pharmaceutical Quality System ICH Q10**. International Conference on Harmonization of Technical Requirements for Registration of Pharmaceuticals for Human Use. June 2008. www.ich.org

Big Data en el sector farmacéutico

En un capítulo anterior, donde se trató la condición necesaria pero no suficiente del adecuado tamaño muestral para disponer de estudios concluyentes, se mencionó Big Data en contraste con el denominado en este libro Small Data. Veamos ahora un poco más acerca de Big Data y que podemos obtener de esta filosofía de tratamiento masivo de los datos.

¿Qué es realmente Big Data?

Generalmente se asocia el concepto Big Data a las múltiples herramientas de procesamiento de datos masivos, a los lenguajes informáticos empleados o incluso a soluciones aportadas tras su aplicación. Sin embargo, **Big Data debe entenderse como la forma en la que se tratan los datos para generar conocimiento cuando los medios convencionales no son válidos por el tamaño e inmediatez de respuesta requerida.**

Evitemos entonces confundir Big Data con la minería de datos, modelos ARIMA, regresión logística o las redes neuronales por citar algunas de las herramientas aplicables. Tampoco debemos pensar en Big Data como una solución informática, los lenguajes creados para su aplicación, como NoSQL o Hadoop, son únicamente la vía de aplicación.

Big Data es una filosofía, no una técnica o herramienta concreta. Tampoco una novedad, estamos hablando de este tópico desde que en 1997 la NASA lo empleó por primera vez para referirse a la dificultad de procesamiento de grandes volúmenes de datos.

Entonces, ¿por qué suena a nuevo? No ha sido hasta la década que estamos terminando que hemos dispuesto de capacidad computacional suficiente para hacer un uso adecuado. No sólamente disponemos de tal capacidad computacional, sino que todos nosotros tenemos ordenadores, tabletas y teléfonos móviles con capacidad suficiente para ello, se ha democratizado una filosofía guardada hasta el momento en el que poder emplearla.

¿Es Big Data una moda? ¿Debemos emplearlo en cualquier caso?

Sin duda alguna, no se trata de una moda pasajera que desaparecerá después de un inflamiento comercial del término. Big Data vino para quedarse.

La razón principal de que su uso se haya extendido ha sido precisamente la disponibilidad de los datos, cuyo crecimiento exponencial es resultado de la *Internet de las Cosas*. Electrodomésticos, vehículos, máquinas industriales, relojes, edificios inteligentes y un sin fin de objetos más o menos complejos, están enviando continuamente datos a almacenes conocidos como nubes (clouds) que superan de largo el tamaño de los discos duros más grandes de los ordenadores más avanzados.

Sin embargo, no debemos caer en el error de aplicar Big Data siempre, creyendo que es más fiable que otros medios por el solo hecho de disponer de mayor número de datos. El Small Data, término no reconocido como tal pero que empleo en este artículo como contraposición, puede resultar igualmente fiable y quizás más rápido y próximo a quienes han recibido una formación profesional convencional.

Big Data se empleará cuando se disponga de tal volumen de datos que no podamos procesarlos con herramientas convencionales, como pueden ser las hojas de cálculo y la mayoría de softwares estadísticos concebidos para su empleo stand-alone. También cuando se necesite el resultado de forma inmediata y el procesamiento ordinario no llegue a tiempo. No obstante, creer como ciertas las relaciones entre variables puede llevarnos a errores graves. Big Data es excelente encontrando correlaciones entre grandes cantidades de variables, pero cuidado, **correlación no implica causalidad**. Cuando el número de variables crece mucho, es más probable encontrar relaciones espúreas (debidas a la casualidad, no a la causalidad). Luego en el ámbito Big Data hay mayor probabilidad de encontrarlas y basar en ellas un falso nuevo conocimiento. Para mayor conocimiento de dichas correlaciones espúreas, visita la divertida web https://tylervigen.com/spurious-correlations, donde la evidencia y el sentido común demuestran que por más que tomemos 10 años de datos, los suicidios no son causa de la inversión en ciencia, espacio y tecnología en los Estados Unidos, a pesar de la altísima correlación mostrada (r=0,9979).

Big Data aplicable en el sector químico-farmacéutico

Big Data es excelente en el ámbito descriptivo. La simplificación de complejos conjuntos de variables, así como la clusterización (agrupación por proximidad o similaridad), son de enorme ayuda en la interpretación inmediata de miles o millones de datos. Por lo tanto, su mejor empleo está ahí, más que en la búsqueda de la automatización de decisiones basadas en los datos. La capacidad de respuesta rápida lo hace aún más interesante, puesto que ello añade posibilidades de interacción a tiempo real.

Así pues, entre las aplicaciones ya en uso y las que se vislumbran ya cercanas tenemos las siguientes oportunidades:

1. <u>Transformación del mantenimiento preventivo en mantenimiento prescriptivo</u>

Las averías en un equipo o máquina suceden con aproximación a la conocida distribución de Weibull. Si se dispone de historia suficiente para dicho equipo, puede llegar a modelizarse un mantenimiento que en lugar de basarse en visitas programadas con plazos temporales fijos y sustitución de los elementos desgastados o envejecidos, acorte o alargue los tiempos de revisión y produzca "recetas" sobre cómo conducir dicho equipo para su rendimiento y manutención óptimos.

Tenemos un símil de este uso bastante cercano. Los actuales vehículos disponen de sistemas adaptativos según el uso del conductor, corrigiendo el tiempo entre revisiones de acuerdo a la recomendación surgida de la aplicación de algoritmos sobre datos tomados durante el funcionamiento ordinario día a día.

2. <u>Optimización de la estrategia de control</u>

Es muy frecuente diseñar y congelar indefinidamente un proceso/producto, establecer la forma en la que controlaremos las materias primas, material de embalaje, equipos e instalaciones, controles durante el proceso y qué análisis realizaremos sobre intermedios y productos terminados. Sin embargo, los equipos envejecen, las personas cambian, los métodos analíticos mejoran y otros muchos cambios sucederán con toda seguridad. Entonces ¿debemos mantener la estrategia de control original de por vida? No, debemos aplicar la estrategia de control óptima de acuerdo al resultado de un análisis de riesgos que se repite durante la vida de ese producto. La toma de datos orientada a su procesamiento bajo el concepto Big Data es una de las formas más inteligentes de mantener viva y cercana al óptimo esa estrategia de control, consiguiendo maximizar los resultados minimizando los esfuerzos.

3. <u>Golden Batch</u>

Este término se refiere al lote ideal, cuya caracterización mediante Big Data permite definirlo simplificando la complejidad multivariable, siendo realimentado a tiempo real por la fabricación de cada nuevo lote con resultado conforme respecto a las especificaciones definidas para el producto. Esta visualización permite segregar los lotes especiales de los ordinarios y centrar la atención en aquellos casos que la requieren más. Tanto la validación del proceso como la confección del *Product Quality Review* bajo esta óptica toman un moderno carácter preventivo que potencia considerablemente el concepto de *Product Realization* definido por la ICH Q10.

4. <u>Batch fingerprint en el control en proceso</u>

Del mismo modo que nuestra huella dactilar nos identifica unívocamente, es posible disponer de una huella digital de cada lote en particular que lo define de también forma única. Este concepto, muy vinculado al citado *Golden Batch*, es aplicable no sólo de forma estática, sino a lo largo del tiempo que dura un determinado proceso. En otras palabras, los sensores de los equipos de producción alimentan una base de datos a tiempo real, estos se resumen por algoritmos para la reducción de la dimensionalidad y comparan el resultado con el margen esperado en ese momento del proceso. Si la respuesta es positiva el proceso sigue adelante, en caso contrario el sistema avisa a las personas al cargo de dicho proceso para que decidan sobre la reconducción que el propio modelo sugiere para llegar al fin con resultados satisfactorios. Suena a PAT (*Process Analytical Technologies*) ¿verdad? Efectivamente, lo es.

5. <u>Estudios de mercado</u>

Las opiniones de los clientes, reclamaciones, propuestas de mejora, datos del producto de la competencia, de otros países, etc. pueden canalizarse e interpretarse de modo que el producto se adecue realmente al perfil deseado. De este modo, el denominado *Product Target Profile* denominado por la ICH Q8 "crece" y se mantiene vivo durante el ciclo de vida completo del producto, pudiendo influir en dicho perfil para mantener un mayor crecimiento comercial, mayor sostenimiento de su etapa de madurez o un declive comercial más lento.

6. <u>Investigación</u>

No podía faltar este ámbito, probablemente el de mayor crecimiento en la actualidad, con primeras aplicaciones ya desarrolladas en numerosas empresas del sector. Las investigaciones basadas en datos de la vida real permiten tener una concepción más clara de hábitos, frecuencia de dolencias, "peso" de la enfermedad en la sociedad, necesidades aún no cubiertas por las soluciones médicas actuales, efectos secundarios de tratamientos alternativos y abre nuevas posibilidades ante enfermedades raras o de muy baja frecuencia, cuyo estudio convencional no consigue cubrir satisfactoriamente. Uno de los frentes de mayor empleo de Big Data está siendo la investigación genética, ya que las largas secuencias de aminoácidos son comparadas en grandes bases de datos en todo el mundo en búsqueda de relaciones entre determinados patrones y enfermedades. Si bien correlación no implica causalidad, el universo donde investigar queda reducido a determinados casos identificados mediante Big Data para pasar a su posterior confirmación científica.

Conclusiones

Big Data no es nuevo, no es una moda pasajera, no es la panacea que todo resuelve. Sin embargo, ofrece nuevas y grandes posibilidades gracias a la actual potencia exploratoria y capacidad interventiva (interacción a tiempo real). Lo que realmente cambió en los últimos años fue el número de datos, la potencia computacional y la forma de procesamiento de los datos para transformarlos en conocimiento. Todo esto seguirá creciendo, Big Data también, quizás con nuevos nombres futuros para dotarnos de un nuevo léxico que conlleve connotaciones evolutivas de la técnica ¿qué si no es la Industria 4.0?

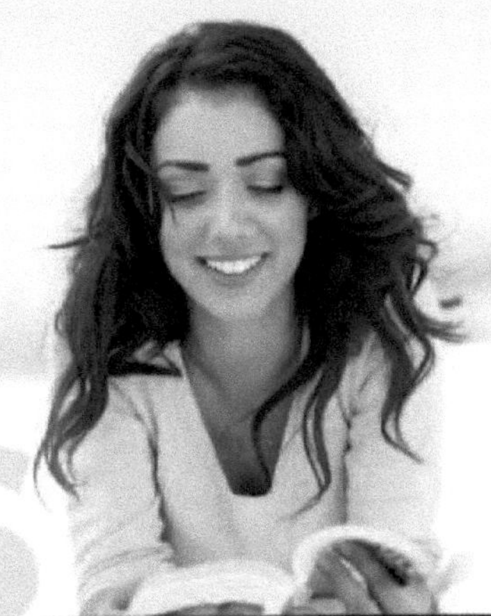

I want morebooks!

Buy your books fast and straightforward online - at one of world's fastest growing online book stores! Environmentally sound due to Print-on-Demand technologies.

Buy your books online at
www.morebooks.shop

¡Compre sus libros rápido y directo en internet, en una de las librerías en línea con mayor crecimiento en el mundo! Producción que protege el medio ambiente a través de las tecnologías de impresión bajo demanda.

Compre sus libros online en
www.morebooks.shop

KS OmniScriptum Publishing
Brivibas gatve 197
LV-1039 Riga, Latvia
Telefax: +371 686 204 55

info@omniscriptum.com
www.omniscriptum.com

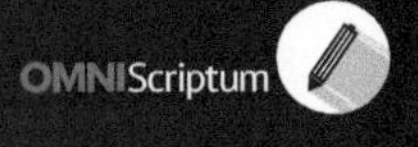